DES

TUMEURS DE L'OMOPLATE

DE LEUR DIAGNOSTIC

DE LEUR TRAITEMENT ET DES RESECTIONS QU'ELLES NÉCESSITENT

PAR

Abel DEMANDRE

Docteur en médecine,
Ancien élève de l'Ecole du service de santé militaire de Strasbourg
Aide-major stagiaire au Val-de-Grâce.

PARIS
ADRIEN DELAHAYE, LIBRAIRE-ÉDITEUR
PLACE DE L'ÉCOLE-DE-MÉDECINE.

1873

DES

TUMEURS DE L'OMOPLATE

DE LEUR DIAGNOSTIC

DE LEUR TRAITEMENT ET DES RÉSECTIONS QU'ELLES NÉCESSITENT

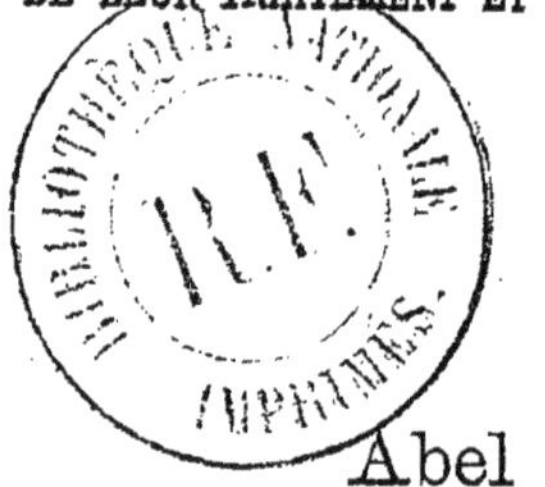

PAR

Abel DEMANDRE

Docteur en médecine,
Ancien élève de l'Ecole du service de santé militaire de Strasbourg
Aide-major stagiaire au Val-de-Grâce.

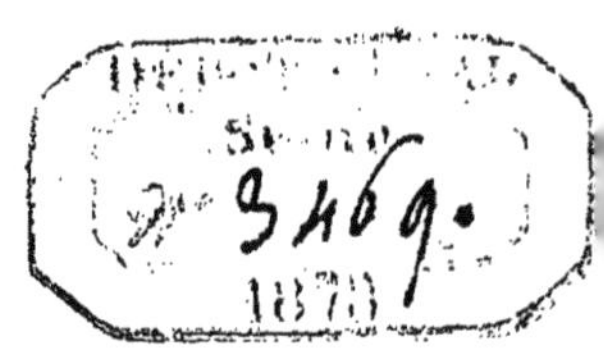

PARIS
ADRIEN DELAHAYE, LIBRAIRE-ÉDITEUR
PLACE DE L'ÉCOLE-DE-MÉDECINE.

1873

TUMEURS DE L'OMOPLATE

DE LEUR DIAGNOCTIC

DE LEUR TRAITEMENT ET DES RÉSECTIONS QU'ELLES NÉCESSITENT.

Que les premières lignes de cette thèse contiennent l'expression de notre vive et profonde gratitude envers notre illustre maître M. le professeur Richet, qui a bien voulu nous en fournir les documents les plus précieux et nous aider de ses savants conseils.

En entreprenant l'étude des tumeurs de l'omoplate, si peu connues, et que les auteurs n'ont fait que signaler, nous n'avons pas eu la prétention d'élucider complètement ce point de pathologie. Une pareille tâche était trop au-dessus de nos forces et il eût été téméraire à nous d'oser l'entreprendre et encore plus d'espérer l'accomplir. Nous avons eu pour but de réunir tous les faits connus de ces tumeurs, d'y joindre les deux observations que nous possédons, et d'en tirer quelques indications sur leur fréquence, sur leur nature et surtout sur leur diagnostic et leur traitement, en y comprenant l'étude des résections qu'elles nécessitent. Même ainsi limité, notre travail est encore très-vaste et très-difficile, et si nous n'avons pu le traiter, comme nous l'aurions désiré, nous prions nos juges de nous tenir compte de nos efforts et de la difficulté même du sujet.

Nous avons divisé cette étude de la façon suivante :

Dans un premier chapitre, nous exposerons quelques généralités sur les tumeurs de l'omoplate et de son périoste, les seules dont nous ayons à nous occuper.

Dans un deuxième chapitre, nous aborderons l'étude du diagnostic, qui se divisera elle-même en deux parties.

Dans la première partie, nous chercherons à distinguer ces tumeurs de l'omoplate des affections qui peuvent les simuler, en insistant surtout sur celles qui ont déjà donné lieu à des erreurs de diagnostic, et en indiquant, autant que nous le pourrons, les moyens propres à les éviter.

Dans la deuxième partie, nous nous efforcerons, quand cela sera possible, de différencier ces tumeurs les unes des autres, en décrivant pour chacune d'elles, dans un article spécial, les caractères qui permettront le mieux de les reconnaître.

Dans un troisième chapitre, nous aurons en vue le traitement de ces tumeurs, qui comprendra lui-même trois parties.

Dans la première partie, nous exposerons les indications relatives à la nature de la production pathologique, en indiquant le traitement interne, qui peut convenir dans quelques cas exceptionnels.

Dans la deuxième partie, nous ferons connaître les indications et les contre-indications du traitement chirurgical.

Enfin, dans la troisième partie, nous traiterons des résections de l'omoplate pratiquées pour l'ablation de tumeurs, en indiquant les principaux procédés employés et les résultats exacts, qui furent obtenus jusqu'à ce jour. Pour présenter avec netteté cette étude des résections, nous la diviserons suivant la partie réséquée en onze articles, qui seront suivis chacun d'un tableau présentant réunis tous les cas qui s'y rapportent.

Le quatrième et dernier chapitre sera consacré aux observations.

Nous ne donnerons in extenso que les deux observations inédites, l'une que nous devons à M. le Dr Hybord, et l'autre que nous avons recueillie nous-même au service de M. le professeur Richet. Nous ne ferons que mentionner les autres, en indiquant ce qu'elles ont de plus remarquable et en renvoyant pour plus de détails aux publications où nous les avons trouvées.

Nous les rapporterons d'après leur ordre chronologique.

CHAPITRE PREMIER.

GÉNÉRALITÉS.

L'omoplate a été assez fréquemment le point de départ de tumeurs, nous avons pu en réunir 63 cas, qui se répartissent de la façon suivante : 8 exostoses, 13 enchondromes, 5 T. fibro-plastiques, 3 T. à myéloplaxes, 22 T cancéreuses, 6 données sous la simple dénomination de sarcomes, 1 désignée par Syme sous le nom de maladie kystique cérébriforme vasculaire (1856), qui pourrait bien être encore une production myéloïde, enfin les 4 dernières n'ont pas de désignation spéciale.

Plusieurs de ces tumeurs, il est vrai, ayant été observées avant les études récentes d'anatomie pathologique ont été présentées sous des dénominations qui ne leur conviennent pas. C'est ainsi qu'on a certainement donné le nom de cancer à beaucoup de tumeurs, qui devraient plutôt être rangées parmi les productions enchondromateuses, fibro-plastiques, myéloplaxiques, etc. Mais, n'ayant pu en contrôler la nature véritable, d'après le petit nombre de détails que nous possédons sur la plupart d'entre elles, nous sommes forcé de les grouper d'après les noms qui leur furent donnés lors de leur ablation. Nous avons toutefois un assez grand nombre d'exemples récents et dont la nature fut bien confirmée par l'histologie, ce sont surtout ceux-ci que nous aurons en vue dans tout ce qui va suivre.

Nous n'aurons pas à nous étendre longuement sur la recherche des causes de ces tumeurs, qui consistent dans des vices de nutrition, dont la raison première nous échappe, et nous ne dirons que quelques mots de l'influence des causes externes, sans cesse invoquées par les malades. Tout en faisant la part de la tendance invincible de ceux-ci à vouloir rattacher toujours leur mal à des violences extérieures et à en alléguer à tout propos sans le moindre discernement et à l'occasion des maladies les plus diverses, nous ne pouvons, toutefois, nous empêcher de leur accorder une certaine action comme causes occasionnelles.

Des excitations répétées ou passagères, tenant soit à des traumatismes, soit à un fonctionnement exagéré, nous paraissent de nature à déranger localement l'équilibre des phénomènes intimes de la nutrition et à déterminer la localisation du travail morbide, en donnant en quelque sorte l'occasion et le signal de se manifester à cette perversion nutritive, qui, sans cela aurait pu sommeiller longtemps ou se révéler en d'autres régions. Plusieurs de nos observations semblent venir à l'appui de cette manière de voir; nous nous contenterons de rappeler les exemples suivants : chez le malade de M. Michel l'affection survint après une forte contusion, due au passage d'une roue de voiture chargée sur l'épaule gauche. Chez celui de Boyer, qui portait plusieurs exostoses, seule celle du scapulum, qui avait été le siége d'un traumatisme violent, avait pris un volume excessif. Enfin, leur localisation à l'épaule pourrait peut-être tenir quelquefois aux mouvements continuellement exagérés, qu'exigent certaines professions. Les malades de Pétrequin et de Barrier étaient tous deux tisserands, et leurs tumeurs siégeaient aussi toutes deux à l'épaule gauche, ce qui nous semble s'expliquer par le travail même de ces ouvriers, dont les mouvements les plus étendus se font avec le bras gauche. A ces deux cas il faut encore ajouter celui de M. Richet, 1872. La malade dont il s'agit, portait une tumeur du scapulum du côté qui fonctionnait continuellement, puisque cette femme, atteinte de phocomélie de l'autre côté, ne s'en livrait pas moins aux rudes travaux de la vie des champs. Nous ne pouvons malheureusement pas établir sur ce point de statistique exacte, la plupart des observations étant fort incomplètes et la profession n'y étant presque jamais indiquée.

On pourra toutefois remarquer, d'après nos observations, que l'omoplate du côté droit fut plus souvent le siége de productions pathologiques, que celle du côté gauche, ce qui semble coïncider avec le plus grand nombre des droitiers.

Elle sont aussi plus communes chez les hommes que chez les femmes.

Nous pouvons répéter à propos de l'âge ce que nous disions des professions; nous n'avons pas l'âge de tous les malades, mais de ceux que nous possédons il résulte que les tumeurs de l'omoplate se sont développées : 2 fois avant 10 ans; 6 fois de 10 à 20 ans; 5 fois de 20 à 30 ans ; 5 fois de 30 à 40 ans; 6 fois de 40 à 50 ans; 5 fois de 50 à 60 ans et seulement 2 fois au delà, c'est-à-dire à peu près également de 10 ans jusqu'à 60.

Dans toutes les observations, où nous avons trouvé spécifié le point de départ de l'affection, nous avons presque toujours constaté qu'elle avait pris naissance dans les parties épaisses de l'omoplate, il n'y a d'exceptions que pour le cas de tumeurs kystiques myéloïdes de M. Michel. Cette remarque est d'accord avec la règle générale de M. Robin, qui veut que toutes les tumeurs osseuses aient leur point de départ ordinaire dans le tissu spongieux. C'est en effet du bord axillaire, de l'angle inférieur de l'épine et de l'apophyse coracoïde que partent toutes les tumeurs dont nous connaissons bien le mode d'implantation au scapulum. Pour le bord axillaire seul, M. Richet l'a vu trois fois donner naissance à des tumeurs qui toutes trois s'étaient développées, non-seulement autour de ce bord du côté de l'aisselle, mais s'étaient aussi insinuées en avant et en arrière de l'os dans les fosses sous-scapulaire et sous-épineuse. Dans ces trois exemples, la production pathologique était pour ainsi dire à cheval sur le bord externe de l'omoplate, et divisée en deux lobes, dont le postérieur était constamment le plus développé. M. Labbé enleva aussi une tumeur dont le point de départ était au bord axillaire, et dont le développement s'était fait dans les mêmes directions. Textor cite aussi un cas analogue chez un enfant de 2 ans. De ces 5 tumeurs 3 étaient des enchondromes, l'autre un encéphaloïde et la dernière une tumeur à myéloplaxes.

Les observations de Janson, Philipps, Pétrequin, Ed. Cock nous montrent l'épine être le point de départ de sarcomes, d'enchondrome et de tumeur à myéloplaxes. Les exostoses de l'omoplate paraissent surtout avoir leur origine dans l'angle inférieur, ex. : les observations de Dupuytren, Beaumont et Boyer. Enfin, M. Dolbeau opéra un malade chez lequel un enchondrome énorme s'était développé aux dépens de l'apophyse coracoïde. Nous ne pouvons dire quel fut le point de départ des autres cas pour lesquels les opérateurs ne l'ont pas indiqué.

Ces tumeurs n'apportent pas au début une grande gêne, et quand par leur nature elles sont indolentes, elles passent souvent inaperçues pendant un temps plus ou moins long. Ce n'est, en effet, que quand elles ont déjà pris un développement notable que les malades viennent trouver le chirurgien. De toutes, celles qui prennent le développement le plus excessif sont sans contredit les tumeurs enchondromateuses. Dans presque tous les cas, par suite de la compression des veines profondes, on voit se dessiner à la surface un lacis veineux disposé en arborisations, tel qu'on le décrivait à tort, comme signe pathognomonique du cancer. Ces veines se creusent, à la surface de la production pathologique, des sortes de gouttières ou de sinus qu'on sent parfaitement en passant légèrement le doigt sur leurs contours. Ce caractère est d'autant plus marqué que la tumeur est elle-même plus volumineuse. Il était très-facile à constater chez la malade, que nous avons observée au service de M. Richet. La gêne variera aussi avec le siége de la tumeur; il est évident qu'une tumeur développée du côté du creux de l'aisselle sera moins compatible avec les mouvements du bras que celles de la fosse sous-épineuse. La malade opérée par Janson portait le bras à angle droit, soulevé qu'il était par la tumeur le maintenant dans cette position. Les productions qui se portent dans le creux de l'aisselle, ne font pas seulement que gêner par leur présence, mais elles compriment encore souvent le paquet vasculo-nerveux, d'où des douleurs parfois assez fortes, de l'engourdissement dans la main et un œdème plus ou moins marqué de tout le membre. Tous ces symptômes existaient chez le malade opéré par MM. Dolbeau et Verneuil. Enfin, de tous les symptômes que présentent ces productions de l'omoplate, le plus important, sans contredit, consiste à constater que les mouvements, qu'on leur imprime, sont communiqués à cet os. Ce signe est constant et presque pathognomonique des tumeurs, dont nous nous occupons. Nous disons presque pathognomonique, parce qu'une fois M. Richet a constaté ce signe pour une tumeur de la clavicule qui s'était engagée dans la fosse sous-épineuse. Nous reviendrons un peu plus loin sur ce fait.

Un fait bien digne de remarque est l'intégrité de l'articulation scapulo-humérale et la conservation des mouvements du bras, qui ne sont limités que par la masse même de la tumeur. De toutes les observations que nous rapportons, il n'en est pas dans lesquelles on ait signalé des lésions de l'articulation; bien plus, dans l'une d'elles, celle de M. Doibeau, on voit l'affection être arrêtée, comme par une barrière, au niveau du cartilage articulaire. Cette remarque curieuse fut signalée pour la première fois par M. Richet. Cependant, s'il est vrai de dire que dans tous les cas l'articulation reste saine en ce sens, que l'affection ne détruit pas le cartilage d'encroûtement pour faire irruption dans son intérieur, il faut toutefois reconnaître que dans quelques cas rares, il peut se produire entre les surfaces contiguës, sous l'influence, soit de l'immobilité, soit d'un travail subinflammatoire, quelques adhérences fibro-celluleuses capables de compromettre un peu l'étendue des mouvements de l'article. C'est ce qui existait, croyons-nous, chez le malade de M. Michel, auquel il avait pour cela diagnostiqué une tumeur blanche de l'articulation scapulo-humérale.

Ordinairement les muscles sont intacts à la surface de la tumeur, mais ils peuvent aussi quelquefois être envahis par la matière morbide. Ce fait est mis hors de doute par notre observation. Dans ce cas, la matière myéloplaxique avait envahi le grand rond dans sa presque totalité et M. Richet attira vivement notre attention sur ce point. On pourrait, à notre avis, reconnaître un envahissement analogue par l'étude de la contractilité des muscles qui avoisinent la tumeur et par celle des mouvements qu'ils produisent. Quand un mouvement, qui ne peut être entravé par la présence seule de la tumeur, ne pourra avoir lieu, on devra soupçonner une altération des parties contractiles qui l'exécute à l'état normal. Nous nous rappelons fort bien que chez la malade de M. Richet, à l'Hôtel-Dieu, le mouvement de rotation du bras en dedans était presque impossible. On comprend qu'ici il ne devait pas être complètement aboli, puisque le grand dorsal était intact. Mais comme d'une part, certains mouvements peuvent être entravés par la tumeur malgré l'intégrité des muscles, et que d'une autre, les mouvements produits par l'action combinée de plusieurs muscles peuvent avoir lieu même quand l'un d'eux est malade, il s'en suit que ce signe sera insuffisant et qu'il faudra y joindre l'exploration directe des puissances contractiles. Pour cela on appliquera la main sur la région et on ordonnera au malade d'essayer de faire tous les mouvements, produits par les muscles, qu'on veut explorer. Dans ces efforts du malade, même quand le mouvement ne sera pas possible, on sentira la contraction se faire sous la main, si les muscles sont sains. Dans le cas contraire, non-seulement il n'y aura pas de mouvements produits, mais encore la main ne sentira aucun soulèvement.

CHAPITRE II.

DIAGNOSTIC.

Comme nous l'avons déjà dit, cette étude se divise en deux parties : la première, comprenant le diagnostic des tumeurs du scapulum en général et la deuxième, s'occupant de les différencier les unes des autres. C'est de la première partie dont il sera question dans ce chapitre.

PREMIÈRE PARTIE.

S'il est quelquefois assez facile de reconnaître ces productions, il n'en est pas de même dans tous les cas et les erreurs de diagnostic, auxquelles elles ont donné lieu, sont assez nombreuses. Nous allons les passer successivement en revue, en donnant les moyens de les distinguer et en mentionnant toutes les autres affections qui seraient de nature à embarrasser le chirurgien. Il est clair qu'ayant donné précédemment les symptômes généraux de ces tumeurs; si nous les distinguons de tout ce qui peut les simuler, nous aurons établi le premier point du diagnostic.

Les affections qui peuvent en imposer pour une production pathologique de l'omoplate sont :

1° Des tumeurs superficielles; 2° des tumeurs développées dans les muscles ; 3° des tumeurs ganglionnaires du creux de l'aisselle ; 4° des tumeurs ayant leur point de départ dans un os du voisinage ; 5° des affections autres que des tumeurs telles que cal vicieux, abcès, scapulalgie, etc.; 6° au début, des douleurs rhumatismales ou syphilitiques.

1° Tumeurs superficielles. — Parmi celles-ci, les plus fréquentes en cette région sont les lipomes, qui y prennent quelquefois un développement considérable. Blasius cite le cas d'une femme qui avait un lipome volumineux de l'épaule, grossissant pendant l'allaitement et diminuant pendant la grossesse. M. Littré rapporte aussi l'exemple d'un ivrogne, chez lequel une loupe de la région scapulaire, augmentait chaque fois qu'il se livrait à des excès alcooliques. Enfin M. Gosselin en 1847, enleva à une femme de 52 ans une tumeur graisseuse du volume du poing, siégeant au-dessus de la fosse sus-épineuse. Pour distinguer ces productions des tumeurs du scapulum, il suffit de les saisir et de constater l'immobilité de cet os dans les mouvements qu'on leur imprime. La distinction des tumeurs, dues à l'inflammation des bourses muqueuses, signalées par M. Paulet, aux points où porte le sac chez les militaires, n'offrirait pas plus de difficultés. Il en serait de même des tumeurs érectiles que Séverin a constatées dans cette même région.

2° Tumeurs *développées dans les muscles.* — Ces tumeurs sont rares, et il suffit presque d'en signaler la possibilité, pour qu'elles ne soient pas confondues avec les productions de l'omoplate. M. Azam de Bordeaux extirpa en 1861 une tumeur dure, de la grosseur d'un œuf de poule, attenant au bord du grand dorsal et occupant la paroi postérieure de creux de l'aisselle. M. Chairon en a cité une analogue en 1859. Leur mobilité avec les contractions du grand dorsal, leur indépendance du scapulum les feront toujours rconnaître du médecin prévenu de leur existence. Il en est de même de l'ossification des muscles, qui se rendent du scapulum à l'humérus, affection dont on trouve un exemple rapporté dans le Compendium de chirurgie, 2e vol. p. 203.

3o Tumeurs ganglionnaires du creux de l'aisselle. — Ces sortes de tumeurs se distinguent de celles qui nous occupent par leur multiplicité, leur forme arrondie, leur mobilité et par leur développement, qui a lieu surtout en avant du côté de la paroi antérieure de l'aisselle. Enfin nous devons ajouter que ces ganglions indurés, qui souvent remontent sous la clavicule et quelquefois même jusque sur les parois latérales du cou, peuvent toujours être maintenus immobiles pendant les mouvements de l'omoplate. C'est ce dernier caractère qui permettrait aussi de reconnaître une induration ganglionnaire unique, assez développée pour prêter à la confusion (cas du reste tout à fait exceptionnel.)

4o Tumeurs ayant leur point de départ dans un os du voisinage. — Le diagnostic dans ce cas est toujours une chose grave, sérieuse, entraînant des conséquences au point de vue thérapeutique, et souvent d'une extrême difficulté. Les os fournissant des tumeurs, dont le siége peut être rapporté au scapulum, sont : les côtes, la partie supérieure de l'humérus, la partie externe de la clavicule.

(a.) On reconnaîtrait qu'une tumeur part des parois thoraciques et non du scapulum qu'elle soulève, en constatant son immobilité par la main, placée dans le creux de l'aisselle, pendant qu'on imprime de l'autre des mouvements d'élévation et d'abaissement à toute l'épaule.

(b.) La tête de l'humérus a fréquemment aussi donné naissance à des productions de nature variée, et quand elles ont acquis un grand développement par la partie supérieure, le diagnostic ne laisse pas que d'être embarrassant. Outre les commémoratifs, qui suffiront quelquefois pour établir le point de départ de l'affection, on aura, selon nous, un moyen encore plus précieux d'arriver au diagnostic dans l'indépendance où la solidarité de la tumeur à l'humérus pendant certains mouvements. Pour le savoir, on fera exécuter au malade des mouvements de rotation du bras suivant son axe, en laissant le membre pendant le long du tronc. Si la tumeur accompagne ces mouvements, elle part de l'humérus, sinon elle a son origine dans l'acromion ou l'apophyse coracoïde. Si ce mouvement était impossible, il est probable qu'on aurait affaire à une production de la tête humérale.

(d.) Restent à différencier des tumeurs de l'omoplate les productions pathologiques qui partent de la partie externe de la clavicule. Ce sont ces dernières surtout qui nous arrêteront, car leur diagnostic est assurément le plus délicat et celui qui demande le plus d'attention de la part du chirurgien.

De ces tumeurs, les unes partent de la face supérieure ou du bord antérieur et se développent surtout en haut et en avant; nous n'avons rien à en dire; car elles ne seront jamais prises pour une production du scapulum, qu'elles n'entraînent pas dans leurs mouvements. Mais il n'en est plus de même des autres qui ont leur point de départ à la face inférieure ou au bord postérieur de l'extrémité externe de la clavicule. Dans ce cas, la tumeur s'accroit de haut en bas et de dehors en dedans, s'insinuant dans la fosse sus-épineuse, où elle est maintenue fixée contre l'omoplate par le muscle sus-épineux et par son aponévrose.

Dès lors on comprend comment les mouvements imprimés à la tumeur se transmettent à l'omoplate, et combien le diagnostic différentiel en tire de difficultés. M. Richet a tout récemment constaté et reconnu un fait de ce genre, dont il a eu la bonté de nous remettre l'observation. La voici :

Observation inédite de tumeur de la clavicule, simulant une production pathologique de l'omoplate, opérée par M. Richet, 1873.

« Madame X..., âgée de 51 ans, d'une constitution délicate, gastralgique depuis de longues années, s'est aperçue depuis trois mois d'une tumeur, qui lui était survenue au sommet de l'épaule gauche. L'apparition de cette tumeur avait été précédée par de très-vives douleurs pendant plusieurs semaines. A partir du moment où cette malade s'aperçut qu'elle avait une grosseur, elle la vit se développer rapidement, et acquérir en peu de temps le volume d'une orange de moyenne dimension. Cette tumeur occupait toute la fosse sus-épineuse gauche, et paraissait tenir à l'épine de l'omoplate d'une manière intime. Elle était recouverte par les fibres du trapèze et du sus-épineux, de telle sorte qu'il était fort difficile d'apprécier si elle était lisse ou mamelonnée à sa surface. Mais ce que l'on pouvait affirmer, c'est qu'elle était très-dure et immobile. Lorsque l'on élevait l'omoplate ou qu'on la portait en avant, elle suivait tous les mouvements. Ces caractères permirent au médecin de la malade de diagnostiquer une tumeur cartilagineuse, ayant son point de départ dans l'épine de l'omoplate.

Appelé à voir cette dame, je partageai d'abord son avis; puis, en examinant plus attentivement la malade les jours suivants, je m'aperçus qu'en imprimant à la clavicule des mouvements d'élévation ou d'avant en arrière, on obtenait un peu de mobilité de la tumeur. Dès lors, me fondant, d'autre part, sur des faits aujourd'hui assez nombreux de tumeurs ayant pour point de départ l'os claviculaire, je penchai vers l'idée d'une production de ce genre partant de l'extrémité interne de cet os. J'admis, de plus, que la tumeur ayant son point de départ sur le bord postérieur, où la face inférieure devait s'être introduite forcément dans la fosse sus-épineuse, où elle se trouvait bridée par le muscle sus-épineux et son aponévrose, ce qui lui donnait l'apparence d'une tumeur partant de l'omoplate même.

L'opération étant décidée, fut pratiquée de la manière suivante, le 13 mars 1873 : incision en demi-lune, à convexité postérieure, permettant de découvrir facilement la tumeur en rejetant le lambeau en avant. Cette incision facilitait ainsi au pus un écoulement facile dans le décubitus dorsal. Les fibres du trapèze et du sus-épineux ayant été divisées, on découvrit le tissu malade; et il fut facile de constater qu'il s'agissait d'un chondrome enveloppé par le périoste. La tumeur fut disséquée, et on fut bientôt fixé sur son point de départ, qui était bien réellement, ainsi qu'on l'avait supposé, le bord inférieur de la clavicule. L'extrémité externe fut réséquée jusqu'aux ligaments coraco-claviculaires. La tumeur constituée par du chondrome pur avait pris naissance au milieu même du tissu spongieux de l'extrémité externe de la clavicule. »

Dans cette remarquable observation, M. Richet, nous montre comment il est parvenu à porter un diagnostic aussi délicat, et à éviter une erreur presque inévitable et commise du reste par le médecin ordinaire de la malade. C'est en cherchant si les mouvements d'élévation et d'abaissement de propulsion et de rétropulsion de la clavicule étaient suivis par la tumeur ou s'ils en étaient indépendants, que ce savant professeur put en reconnaître l'origine véritable. Nous n'avons qu'à signaler ce moyen diagnostique pour qu'il soit suivi le cas échéant.

Ainsi donc pour être certain d'avoir affaire à une production pathologique du scapulum, non-seulement il faudra constater qu'elle accompagne les mouvements de cet os, mais encore qu'elle ne suit pas ceux des os voisins, humérus ou clavicule.

4° Des affections autres que des tumeurs. — (a) *Scapulalgie.*—Par suite de l'immobilité du membre il peut, comme nous avons déjà eu occasion de le dire, se former dans l'articulation scapulo-humérale, des brides, qui limitent les mouvements ; en outre les cartilages toujours en contact par les mêmes points s'érodent, et lorsqu'on fait mouvoir le membre, on obtient des symptômes qui sont ceux de la tumeur blanche. La connaissance de ces faits explique comment M. Michel a pu d'abord traiter pour scapulalgie un malade, chez lequel il diagnostiqua plus tard des tumeurs kystiques myéloïdes de l'omoplate. Dans un cas de ce genre, on pourrait à notre avis arriver au diagnostic en recherchant minutieusement les autres symptômes propres à la tumeur blanche de l'épaule, nous voulons parler de la douleur du coude au début de l'affection, de celle encore plus vive qu'on provoque dans l'article, en fixant l'omoplate d'une main, tandis que de l'autre on fait brusquement se choquer entre eux l'humérus et la cavité glénoïde. Enfin on aurait encore à rechercher l'allongement ou le raccourcissement apparents ou réels et la forme du gonflement. On sait en effet que dans la scapulalgie la tuméfaction se fait d'abord par les parties externe et antérieure, c'est-à-dire aux points où la synoviale articulaire a l'habitude de se porter quand elle est distendue. Inversement l'absence de ces symptômes devrait faire penser à une tumeur de l'extrémité externe du scapulum.

(b.) Un cal vicieux pourrait quelquefois être pris pour une exostose de l'omoplate. M. Richet a présenté à la société de chirurgie (17 octobre 1860) un malade, qui avait eu une fracture de l'omoplate, trois mois auparavant, et dont le cal volumineux avait été pris à un examen superficiel à la consultation pour une exostose de la fosse sous-épineuse. Dans un cas de ce genre, où les commémoratifs ne pourraient pas être nettement établis, on devrait, à l'exemple de ce professeur, joindre à l'examen par l'inspection et la palpation, des mensurations, portant sur la longueur totale de l'os et sur l'éloignement des différents points du bord spinal à la ligne des apophyses épineuses du côté sain et du coté malade. Ces mensurations suffiront dans tous les cas de fractures avec déplacement, ce sont du reste les seules qui puissent prêter à la confusion; car dans les autres, le cal est trop peu développé.

(c.) Il serait si facile de constater l'allongement du membre et l'absence de la tête humérale sous l'acromion, qu'il est presque inutile de citer les luxations anciennes et non réduites de l'humérus dans la fosse sous-épineuse.

(d.) Il faut noter que des abcès ossifluents parfois volumineux, provenant d'une nécrose, d'une carie de l'omoplate, peuvent, lorsque la collection purulente se fait sous l'omoplate, soulever cet os et faire croire à une tumeur solide. En explorant minutieusement la région, on percevrait autour de l'os et en particulier sous l'angle spinal une fluctuation, qui serait pathognomonique de cette affection.

(e.) Réciproquement, des encéphaloïdes, des enchondromes et des tumeurs myéloïdes peuvent en imposer pour un abcès. C'est ainsi que MM. Rogers et Michel ont l'un et l'autre ponctionné une tumeur de l'omoplate en croyant ouvrir un abcès de la région scapulaire. Ces sortes de tumeurs donnent en effet dans certains cas une sensation presque absolument analogue à la vraie fluctuation, produite par une collection liquide. Ce diagnostic est donc parfois d'une grande difficulté, et l'on ne saurait prendre trop de précautions pour éviter une erreur.

Bien que difficile, nous ne le croyons cependant pas impossible, et les signes qui peuvent permettre de l'établir sont tirés des antécédents et de l'examen. 1° Si par exemple on peut établir que la tumeur a débuté par un point bien limité, d'une dureté osseuse et qu'elle ne s'est accrue que lentement et en conservant pendant plusieurs mois une grande fermeté, on pourra de ce seul fait affirmer qu'il n'y a pas abcès. Il est évident que nous ne parlons que des abcès froids ou symptomatiques d'une lésion osseuse; car les abcès dits phlegmoneux ont une marche rapide et s'accompagnent d'un appareil inflammatoire, qui ne permettra jamais de les méconnaître. Une exploration minutieuse fournira des renseignements au moins aussi précis pour les différencier d'un abcès. Les seules tumeurs qui aient donné lieu à ces erreurs sont, nous l'avons dit, des encéphaloïdes, des chondromes, ou des kystes myéloïdes, dont la paroi s'est rompue. S'il s'agissait d'une tumeur de la nature de ces dernières, on arriverait le plus souvent, en palpant avec soin, à sentir à la base de la partie molle et autour d'elle une sorte de bourrelet dur, qu'on ne pourrait rapporter à une simple collection purulente. Si l'on avait affaire à un encéphaloïde ou à un enchondrome, la forme lobée de la tumeur ou au moins sa consistance plus ferme en certains points mettraient toujours sur la voie du diagnostic. En outre, ces sortes de tumeurs ne donnent jamais une sensation de fluctuation vraie dans toute leur étendue, comme cela a lieu pour les abcès froids.

(f.) Reste à distinguer les épanchements de sang dans la bourse muqueuse qui couvre l'angle inférieur de l'omoplate. Au dire de Velpeau, ces kystes hématiques ne sont pas rares, et il cite dans son Traité de médecine opératoire l'observation d'un jeune homme portant une tumeur de cette nature, qui égalait le volume des deux poings. Dans ce cas les éléments du diagnostic sont fournis par le début brusque de l'affection, qui le plus souvent suit un traumatisme, et par une certaine mobilité de la tumeur, suffisante pour montrer qu'elle n'adhère pas au scapulum.

5° Lorsqu'il n'existe encore aucune augmentation de volume perceptible par la vue et par le toucher, les douleurs, qui accompagnent ces productions, sont généralement attribuées à la diathèse rhumatismale ou à l'infection syphilitique. Une pareille méprise se conçoit facilement, car les tumeurs de cette région sont rares relativement aux rhumatismes musculaires qui y siégent fréquemment. Toutefois, le chirurgien pourra arriver quelquefois au diagnostic et prédire l'apparition de ces tumeurs d'après la nature des douleurs.

Celles du rhumatisme sont généralement erratiques, sujettes aux variations de température, elles s'accompagnent de douleurs analogues en d'autres points, et elles disparaissent pendant des espaces de temps assez considérables pour reparaître et se faire sentir d'une façon continue pendant quelques jours; tandis que les douleurs propres aux tumeurs sont toujours localisées au même point et reparaissent sous forme d'élancements à des intervalles plus ou moins éloignés, mais sans jamais cesser de se produire pendant des semaines ou des années, comme le font les attaques rhumatismales.

Comme les douleurs ostéocopes, celles qui accompagnent l'apparition des tumeurs osseuses sont exaspérées par la chaleur du lit et par la pression des doigts, mais l'existence antérieure d'accidents syphilitiques et l'influence d'un traitement anti-vénérien lèveront rapidement tous les doutes. Ceci s'applique à toutes les tumeurs autres que les exostoses syphilitiques, qui naturellement sont accompagnées de douleurs de cette nature.

Après avoir montré comment on peut reconnaître l'existence d'une tumeur du scapulum, il nous reste à donner les symptômes qui permettent d'en déterminer la nature. C'est cette étude qui fera l'objet de la seconde partie du diagnostic.

DEUXIÈME PARTIE DU DIAGNOSTIC.

Détermination de la nature des tumeurs de l'omoplate. — Les seules dont nous ayons à nous occuper sont : les exostoses, les enchondromes, les tumeurs fibroplastiques, les tumeurs à myéloplaxes et les encéphaloïdes, c'est-à-dire toutes celles dont l'existence a été bien constatée au scapulum.

I. *Exostoses.* — Les exostoses sont des tumeurs dures, à quelque période qu'on les considère, généralement indolentes, à moins qu'elles ne soient syphilitiques. Leur développement est toujours très-lent et elles n'atteignent presque jamais un volume aussi considérable que les productions d'une autre nature. Nous disons presque jamais, car nous avons vu dans le service de M. Richet un homme porteur d'exostoses multiples, dont la plus grosse avait au moins le volume d'une tête d'adulte. Enfin, la tumeur exostosique de l'omoplate, qui fut enlevée par Boyer, avait aussi un volume assez considérable. En général, elles ont une forme régulièrement arrondie. La plupart des exostoses du scapulum avaient pris naissance dans l'angle inférieur de l'os, ce qui tient peut-être, pour quelques-unes, à ce que M. Broca a appelé une hypergenèse avec déviation du cartilage articulaire.

On ne confondra pas une exostose avec un enchondrome, dont le développement est toujours plus considérable, et qui donne au palper une sensation d'élasticité qu'on ne retrouve jamais dans les productions osseuses. La confusion ne pourrait avoir lieu qu'au début, mais alors les autres signes concomitants, l'expectation et l'influence du traitement, suffiront toujours pour les faire reconnaître. Par signes concomitants des exostoses, nous entendons la présence de tumeurs analogues en d'autres points du corps, ou les symptômes d'une syphilis confirmée.

Les tumeurs à myéloplaxes, qui se développent sous le périoste, ne donneront jamais lieu à de grandes difficultés de diagnostic. Leur élasticité dans ce cas ferait bien vite rejeter l'idée d'une production purement osseuse. Mais quand elles prennent naissance dans le tissu spongieux de l'os lui-même, elles présentent au début tous les caractères de l'exostose. On ne pourra alors qu'en soupçonner l'existence d'après l'absence des symptômes qui accompagnent les exostoses.

Plus tard, il serait toujours facile de les distinguer de ces dernières, soit par le bruit de parchemin, quand elles ont aminci la coque osseuse qui les enkyste, soit par la fausse fluctuation, qu'elles donnent après l'avoir rompue.

Les tumeurs fibroplastiques sous-périostiques se développent en général plus rapidement et, tout en conservant une certaine fermeté, procurent toujours au doigt une sensation bien différente de la dureté d'une production osseuse. Si elles étaient enkystées, elles donneraient les mêmes difficultés que les précédentes dans les mêmes conditions, et, comme celles-ci, ne pourraient être que supposées. Mais nous croyons cette forme au moins très-rare à l'omoplate, car nous n'en avons aucun exemple parmi nos observations.

Il est presque inutile de dire que l'encéphaloïde s'en distinguera toujours facilement par sa marche rapide, par sa tendance au ramollissement et à l'ulcération, et enfin par l'état général qui l'accompagne.

Les exostoses ne sont pas toutes de même nature et nous devons les différencier les unes des autres. M. Soulier (thèse de Paris, 1864) en admet trois sortes qui sont des exostoses ostéogéniques, syphilitiques et autogéniques. Dans cette dernière classe rentrent toutes celles qui ne trouvent point place dans les deux autres.

Une exostose ostéogénique de l'omoplate sera diagnostiquée, quand on trouvera des productions de même nature en d'autres points du squelette et notamment sur l'omoplate de l'autre côté et sur les os longs à la réunion de l'épiphyse à la diaphyse. L'autopsie du malade de Boyer, faite par M. Richet, en fournit un remarquable exemple. Ajoutons à cela que ces sortes d'exostoses apparaissent dans la jeunesse au moment, où se fait l'ossification du point épiphysaire sur lequel elles se sont développées, et qu'elles cessent de grossir généralement au moment où l'accroissement du corps est terminé. Cependant on peut voir quelquefois l'une ou l'autre de ces productions continuer à s'accroître après cette époque, c'est ce que M. Soulier explique en disant « que d'ostéogéniques elles sont devenues autogéniques. » En outre, elles sont indolentes et n'ont presque jamais un grand volume. Le grand développement de l'exostose de l'omoplate enlevée par Boyer était dû, à notre avis, à la contusion que le malade avait reçue sur cette région à l'âge de 28 ans.

Outre que les exostoses syphilitiques seront précédées de douleurs ostéocopes, qui ont pour caractères de revenir surtout sous l'influence de la chaleur du lit, on aura encore pour les reconnaître les anamnestiques, l'existence de signes de vérole, qui auraient persisté et l'influence d'un traitement spécifique. Mais ici il est important de faire une remarque.

Il ne faudrait pas se hâter de conclure à la nature d'une exostose sur l'existence de symptômes syphilitiques; car il pourrait arriver que des exostoses soient antérieures à l'infection vénérienne. L'âge de l'affection devra donc être minutieusement établi ainsi que l'époque de l'apparition des exostoses. Celles-ci appartiennent à la période tertiaire des accidents de la syphilis et n'arrivent pas avant le sixième mois après l'apparition du chancre. Notons, de plus, que les exostoses de cette nature doivent être très-rares à l'omoplate. Parmi nos observations, seul, le cas de M. Demarquay a été rapporté à la diathèse syphilitique, et encore l'existence de tumeurs, analogues en d'autres points, fit penser à M. Soulier, qu'il pouvait bien s'agir encore ici de productions ostéogéniques.

Dans le groupe des exostoses autogéniques, nous rangerons les exostoses uniques, traumatiques ou paraissant spontanées et toutes celles qui ne peuvent trouver place dans les deux classes précédentes.

Enchondromes. — Les enchondromes de l'omoplate sont fréquents; nous avons pu en réunir 13 cas bien constatés, et peut-être que certaines tumeurs, désignées sous les noms de sarcome et d'ostéo-cancer, devraient encore être ajoutées à ces productions cartilagineuses.

Elles acquièrent toujours un volume considérable bien supérieur à celui des autres tumeurs. « C'est, dit M. Heurtaux, presque toujours au chondrome que doivent se rapporter les grosses tumeurs de la racine des membres, de l'épaule surtout. » Elles sont généralement indolentes comme les myéloïdes, mais leur marche est plus lente. Si les douleurs surviennent, elles sont ordinairement tardives et peuvent être attribuées à la compression de filets nerveux et à la distension excessive de la peau. L'état général n'éprouve d'habitude aucune atteinte sérieuse de la présence d'une tumeur enchondromateuse. Il est même remarquable de voir combien ces productions, même les plus volumineuses, sont compatibles avec un état de santé excellent. Elles ne font le plus souvent que gêner par leur masse, par leur poids, et quelquefois par la compression des vaisseaux et des nerfs du creux de l'aisselle, comme M. Dolbeau l'a signalé chez le malade qu'il opéra en 1861. Dans presque tous les cas, la peau n'est qu'amincie à leur surface et libre de toute adhérence.

La tumeur tient presque toujours à l'omoplate par une base large, cependant MM. Labbé et Virchow ont tous deux signalé des enchondromes pédiculés de cet os. La consistance de ces tumeurs cartilagineuses est de tous leurs caractères celui qui varie le plus avec leur âge et leur développement. Toutefois on constatera toujours pour les enchondromes du scapulum (que le chirurrgien ne voit le plus souvent que lorsqu'ils ont déjà un grand volume), une sorte d'élasticité ou, comme le dit M. Richet, une transmission de vibrations qu'on ne retrouve pas dans les autres tumeurs, si ce n'est quelquefois dans certaines productions myéloïdes. De plus, ils sont ordinairement lobés ou bosselés et chaque bosselure donne au toucher une sensation spéciale, variant de la consistance dure et élastique du cartilage jusqu'à celle d'une véritable bouillie. L'observation de M. Dolbeau est remarquable sous ce rapport. Jusqu'alors les chondromes du scapulum n'ont jamais été assez superficiels pour être transparents. Peut-être, s'ils naissaient de la crête de l'épine, pourraient-ils présenter cette teinte bleuâtre demi-transparente, qu'on a rencontrée quelquefois pour ces tumeurs dans d'autres régions. Contrairement aux faits observés dans les autres régions, nos observations tendraient à prouver que les tumeurs cartilagineuses du scapulum se développent de préférence après l'âge de 30 ans. Sur 8 observations, dans lesquelles nous avons l'âge du sujet, 7 fois elles furent constatées chez des individus ayant dépassé cet âge, et une seule fois au-dessous. Ces âges sont : 2, 34, 35, 36, 42, 46, 56, 61 ans. Si l'on avait affaire à un enchondrome enkysté, on constaterait au début les signes physiques des exostoses, et ce n'est que plus tard qu'on pourrait lui trouver les caractères des tumeurs cartilagineuses partant du périoste ou de la face externe de l'os. Ces dernières sont les seules, dont nous ayons donné les symptômes, parce que ce sont aussi les seules qui furent observées au scapulum. Jamais on n'a signalé de chondrome enkysté de cet os. De plus, les ganglions ne sont que très-rarement engorgés, ce qui permettra de les distinguer des tumeurs encéphaloïdes de cette région. Tels sont les symptômes ordinaires des enchondromes, mais il ne faut pas oublier qu'ils ont revêtu dans quelques cas, heureusement très-rares, tous les caractères des tumeurs les plus malignes. Comme celles-ci, ils ont ulcéré la peau, amené le dépérissement du malade et donnent lieu à une cachexie « difficile à distinguer de la cachexie cancéreuse. » (M. Heurtaux.)

Enfin, ils ont récidivé non-seulement sur place, mais encore dans les os voisins, comme le prouvent clairement les exemples de MM. Rigaud et Gluge. Mais ce qui les rapproche le plus dans ces cas des affections cancéreuses, c'est sans contredit la généralisation possible de ces productions cartilagineuses dans les viscères, mise hors de doute par la remarquable observation présentée à la Société de chirurgie en 1855, par M. Richet. Le malade dont il s'agit, opéré pour un chondrome pur, présenta à l'autopsie une trentaine de petites tumeurs entièrement cartilagineuses dans les poumons. L'examen histologique, fait par MM. Broca, Giraldès et Robin, ne laisse rien à désirer pour la netteté du fait.

Si la tumeur était ulcérée, il va sans dire qu'il suffirait de porter quelques parcelles de la production sous le champ du microscope pour établir aussitôt le diagnostic. Mais ce n'est pas là le cas ordinaire.

On se rappelle que les exostoses se distinguent des enchondromes par une fermeté plus grande, plus uniforme, par l'absence d'élasticité et surtout par la persistance de ces symptômes. Nous n'y revenons pas.

Le diagnostic différentiel avec les tumeurs à myéloplaxes présente des difficultés beaucoup plus sérieuses, et souvent il ne sera possible de l'établir qu'après ou pendant l'opération. Ces tumeurs, comme nous le dirons tout à l'heure, se développent, soit dans l'os lui-même qu'elles amincissent et dont elles se forment une coque, soit sous le périoste. Les premières seront les moins difficiles à distinguer des enchondromes; au début, on ne peut les confondre; plus tard, elles donnent à la palpation un bruit de parchemin qu'on n'a jamais signalé dans les affections cartilagineuses du scapulum; plus tard encore, quand elles ont rompu leur coque, elles donnent une élasticité qui est généralement moins grande que celle du chondrome, une sensation qui est presque celle de la vraie fluctuation: et enfin, on pourra peut-être quelquefois sentir au pourtour de la masse ramollie une sorte de bourrelet, reste du kyste osseux. Mais quand ces productions ont pris naissance entre l'os et le périoste, cette membrane fibreuse qui les bride leur donne les mêmes caractères que ceux de l'enchondrome et nous ne connaissons aucun moyen sûr de distinguer ces productions avant l'opération. Le signe donné comme pathognomonique des tumeurs à myéloplaxes est la coloration brunâtre. Or, ici pour la percevoir, outre qu'il faudrait un siége tout spécial de la production pathologique sur la crête de l'épine, il serait nécessaire encore qu'elle ne renfermât que des éléments myéloplaxiques purs. C'est ce qui n'existe pas dans beaucoup de cas. On n'aura donc pour pencher plutôt vers l'idée d'un chondrome que le volume plus grand, la présence de lobes de consistance variée et le développement généralement plus lent de la tumeur.

On distinguera plus facilement l'enchondrome des tumeurs fibroplastiques qui sont généralement moins volumineuses, s'accompagnent de douleurs vives spontanées, se développent plus rapidement, et ont toujours une surface lisse, régulièrement arrondie ou sphéroïdale, au lieu d'être indolentes, volumineuses et lobulées, comme les productions cartilagineuses.

Les douleurs lancinantes, le développement rapide, la tendance à envahir les tissus environnants et à ulcérer la peau de bonne heure, la présence de ganglions engorgés dans l'aisselle ou au cou, et l'état cachectique qui sont l'apanage des tumeurs cancéreuses, ne permettront pas de les confondre avec les enchondromes.

L'erreur ne serait possible que pour des tumeurs cartilagineuses à forme tout à fait maligne; mais alors elle serait sans conséquence, car les indications de traitement seraient les mêmes.

Tumeurs à myéloplaxes. — Ces sortes de productions sont ordinairement uniques, cependant M. Michel a constaté sur un omoplate une série de tumeurs kystiques myéloïdes. Leur volume varie beaucoup. Celles que vit M. Michel ne dépassaient pas les dimensions d'un œuf de pigeon, tandis que la tumeur de même nature, enlevée par M. Richet, était aussi grosse qu'une tête de fœtus à terme.

En règle générale, on peut dire que les plus volumineuses sont celles qui se développent entre l'os et le périoste ou à la surface de cette membrane fibreuse. Elles se montrent de préférence pendant la jeunesse ou dans les premières années de l'âge adulte. Elles sont généralement indolentes spontanément, et s'accroissent d'une manière régulière, plus rapidement que les chondromes, mais plus lentement que les encéphaloïdes. Les téguments qui les recouvrent ne sont qu'amincis à leur surface, et ne contractent pas d'adhérences avec elles. Les cas d'ulcération spontanée de ces tumeurs sont excessivement rares. Presque toujours les ganglions lymphatiques sont sains, et la santé générale est conservée intacte. Les résultats, que donne la palpation, varient suivant l'âge de la production et suivant qu'elle est enveloppée d'une coque osseuse ou qu'elle ne l'est pas. Quand elle n'est pas enkystée, on trouvera sous la main une tumeur généralement arrondie, d'une consistance molle, rénitente, élastique, moins ferme et moins compacte que les tumeurs franchement fibroplastiques ou cartilagineuses, et donnant bien l'idée d'un tissu presque fluide retenu par une membrane très-résistante. Ceci a lieu quand le tissu myéloplaxique est entièrement pur; mais dès qu'il est mêlé à d'autres éléments, soit graisseux, soit embryonnaires, la sensation qu'il fournit ne peut être distinguée de celle des tumeurs enchondromateuses et fibroplaxiques. Si la production est enkystée, au début elle donne les symptômes des exostoses; plus tard, elle fait entendre le bruit de parchemin, qui sera d'une très-grande valeur, car les tumeurs à myéloplaxes sont les seules productions enkystées trouvées jusqu'ici à l'omoplate. Après la rupture de la coque, les symptômes sont les mêmes que ceux des tumeurs de même nature décrites précédemment, auxquels on peut ajouter la sensation d'un bourrelet dur à la base de la production, que pourront donner quelquefois les restes du kyste.

Dans les observations, que nous avons recueillies, il n'est pas question du bruit de souffle, qu'on a quelquefois constaté pour des tumeurs de même nature en d'autres points du squelette. Il n'est pas dit non plus, qu'on ait jamais constaté la coloration rougeâtre par transparence, qui est le seul signe vraiment pathognomonique de ces productions. Pour qu'on puisse percevoir ce signe, il faudrait des conditions spéciales, qui ont été exposées plus haut.

Nous avons différencié précédemment les tumeurs myéloïdes des exostoses, nous avons montré combien il était souvent difficile de les distinguer des enchondromes, nous n'avons plus rien à ajouter sur ce point.

Les signes qui permettent de les séparer des tumeurs fibro-plastiques sont: l'absence des douleurs spontanées, la marche plus lente, quelquefois l'existence du bruit de parchemin, qui persiste plus longtemps que dans celles-ci, enfin une fermeté moins grande, ainsi qu'une tendance moins marquée à envahir et à ulcérer la peau.

L'encéphaloïde se distinguera des tumeurs qui nous occupent, par sa marche très-rapide, par les douleurs lancinantes et la cachexie précoce qui l'accompagnent, par sa forme bosselée, par sa tendance excessive à ulcérer les téguments et par l'engorgement des ganglions, qui est la règle dans ces sortes de productions.

Tumeurs fibro-plastiques. — Ces productions sont ordinairement uniques; elles ont une forme lisse, régulièrement arrondie, ou globuleuse, et un développement plus rapide que les productions déjà décrites, mais plus lent que les encéphaloïdes. Comme ces dernières, elles s'accompagnent de douleurs vives, lancinantes, et souvent aussi d'un engorgement des ganglions lymphatiques. De même encore, on les voit assez fréquemment s'ulcérer, amener le dépérissement du malade, récidiver quelquefois, et même se généraliser, comme le prouve l'observation de Pajet. Leur consistance est élastique, rénitente, mais plus ferme que celle des chondromes et des tumeurs myéloïdes. Si elles étaient enkystées, elles donneraient les mêmes caractères que les tumeurs à myéloplaxes dans les mêmes conditions; mais l'erreur ne serait pas de longue durée, car ces dernières présentent longtemps le bruit de parchemin, qui passe le plus souvent inaperçu dans les tumeurs fibroplastiques, lesquelles rompent leur coque de très-bonne heure et se présentent alors avec leurs symptômes ordinaires. Nous avons déjà fait précédemment le diagnostic de ces productions et des exostoses, des enchondromes et des tumeurs à myéloplaxes ; il ne nous reste plus maintenant qu'à les distinguer des encéphaloïdes. Ces deux sortes de tumeurs ont tant de symptômes communs, que leur distinction sera toujours difficile et souvent même impossible. Les signes qui permettent de pencher plutôt vers l'idée d'une tumeur fibro-plastique sont : la marche plus lente, la forme régulièrement lisse et arrondie, la consistance plus ferme et l'état général qui reste plus longtemps intact que dans les encéphaloïdes.

Encéphaloïdes. — Nous ne parlons que des encéphaloïdes, parce que ce sont les seules tumeurs cancéreuses du scapulum, dont l'existence ait été confirmée par l'examen histologique. Précédemment nous avons fait le diagnostic différentiel de ces productions cancéreuses à propos de chacune des tumeurs déjà étudiées; aussi ne ferons-nous ici que rappeler leurs principaux caractères.

Elles sont ordinairement héréditaires ; elles se rencontrent à tout âge, mais surtout dans la première moitié de la vie. C'est du moins ce qui ressort des observations de tumeurs cancéreuses du scapulum dans lesquelles nous avons trouvé l'âge du malade. 2 fois on a vu cette affection se développer avant 10 ans ; 7 fois de 10 à 20 ; 3 fois de 20 à 30 ans ; 1 fois de 30 à 40 ;

3 fois de 40 à 50, et 3 fois après cet âge. En général ces sortes de productions s'accompagnent de douleurs très-vives, lancinantes, se produisant spontanément et d'un engorgement précoce des ganglions lympathiques de l'aisselle et même quelquefois du cou. Leur forme n'est que très-rarement lisse, le plus souvent elles sont inégales, bosselées et leur consistance varie avec les portions qu'on a sous la main. Elles se distinguent surtout par leur marche rapide, par leur tendance à envahir les tissus voisins, à adhérer aux téguments et à s'ulcérer. Enfin, ces tumeurs cancéreuses amènent rapidement, et avant même d'être ulcérées, un dépérissement appelé cachexie cancéreuse, reconnaissable à la teinte jaune paille du visage, teinte qui n'est ni celle de la chlorose ni celle de l'ictère. Ajoutons à cela que le malade perd l'appétit, que ses forces diminuent de jour en jour, et que quelquefois on voit survenir chez lui des hydropisies, dépendant soit d'une altération du sang, soit de petites phlébites coagulantes, très-communes à une période avancée de l'affection.

Nous n'avons rien dit des caractères, que présentent ces tumeurs après qu'elles se sont ulcérées; car, dans ce cas, il suffit de porter sur le champ du microscope quelques fragments, retirés de leurs cavités, pour en reconnaître la nature.

Lors même qu'une tumeur du scapulum ne serait pas ulcérée, on pourrait toujours porter sur elle un diagnostic certain au moyen d'une ponction exploratrice, faite avec l'appareil de M. Duchenne, de Boulogne, suivie de l'examen histologique des parcelles retirées. Cette ponction, à notre avis, ne devait être pratiquée que quelques heures avant l'opération, afin de mettre sûrement le malade à l'abri de tous les accidents, qu'elle pourrait entraîner.

Enfin, dans le cas où le diagnostic n'aurait pu être porté jusque-là, on pourra presque toujours, au moment même de l'opération, reconnaître la nature de la production, qu'on a alors sous les yeux. Ce diagnostic, qu'on peut appeler *à posteriori*, est loin d'être sans importance : il permet, comme nous l'avons entendu dire à M. Richet, de poursuivre ou de modifier, séance tenante, le plan opératoire qu'on s'est proposé. Comme les caractères, qui permettent alors de les différencier les uns des autres n'ont rien de spécial aux tumeurs de l'omoplate, nous ne ferons que renvoyer aux auteurs qui ont fait l'histoire de ces productions en général. Toutefois comme exemple nous citerons la présence du suc cancéreux, qui permet sur-le-champ de distinguer une tumeur toujours maligne d'autres productions généralement bénignes. Il va sans dire que ce suc, qu'on obtient par le raclage, sur une coupe de la tumeur, doit être constaté aussitôt qu'elle est enlevée en totalité ou en partie, car plus tard il n'aurait plus rien de caractéristique. La coloration rouge de la production, ou blanche parsemée de taches lie de vin n'aurait pas moins de valeur pour diagnostiquer une tumeur à myéloplaxes, etc.

CHAPITRE III.

TRAITEMENT.

Le traitement variera nécessairement avec la nature, le siége, le développement et la marche de la tumeur. Tantôt les moyens thérapeutiques seront empruntés à la médecine, tantôt et plus fréquemment à la chirurgie; enfin dans certains cas les seules ressources laissées au chirurgien consisteront dans un traitement purement palliatif.

Comme nous consacrons plus loin un chapitre aux indications thérapeutiques fournies par la nature de la production pathologique, et un autre aux conditions qui permettent l'intervention chirurgicale, nous nous bornons ici à donner les deux préceptes suivants qui dominent tout le traitement de ces tumeurs.

1° Toutes les fois qu'on aura affaire à une tumeur peu douloureuse, dure, à marche lente, le traitement par les iodures devra toujours être institué à titre d'essai, et ce n'est qu'après avoir constaté son inefficacité que le chirurgien sera autorisé à recourir à des moyens plus radicaux. C'est la pratique que nous avons toujours vu suivre à notre maître M. Richet, et nous ne saurions trop engager à l'imiter dans des circonstances analogues.

2° Toutes les fois que la tumeur aura une marche rapide et menaçera d'envahir les tissus environnants et les ganglions où se rendent les lymphatiques du scapulum, il faudra se hâter de l'opérer, bien entendu si elle ne présente pas quelques-unes des contre-indications étudiées plus loin, et ne pas attendre que l'opération soit rendue plus difficile par l'envahissement des tissus voisins, ou que le malade soit dans de plus mauvaises conditions pour la supporter.

PREMIÈRE PARTIE.

INDICATIONS TIRÉES DE LA NATURE DE LA TUMEUR.

1° *Exostose.* — Quand on aura à traiter une exostose de l'omoplate, il faudra en premier lieu en rechercher la cause.

(*a*) Si elle est d'origine syphilitique, c'est un traitement général seul qu'il faudra employer. L'iode est ici la base fondamentale de ce traitement. La préparation la plus usitée est l'iodure de potassium, administré à la dose de 50 centigrammes à 2 et 3 grammes dans les vingt-quatre heures. Quelques chirurgiens, parmi lesquels nous pouvons citer M. Courtil, portent ces doses à 8 et 10 grammes par jour. Nous ne croyons pas qu'on doive préférer l'emploi de ces doses élevées, dont l'action ne peut être continuée assez longtemps. « L'expérience, dit M. Lancereaux, a du reste montré que dans ces conditions l'influence thérapeutique du médicament n'est jamais proportionnée aux doses ingérées, et que les effets physiologiques seuls sont augmentés. » Il est rare, dit M. Ricord, que la douleur persiste au-delà du septième jour; mais pour obtenir la résolution il sera nécessaire de continuer ce traitement pendant des mois, et encore ce résultat ne pourra être espéré que dans le cas d'exostoses récentes. Pour celles-ci la résolution se fait bien, et l'on voit même l'os, sur lequel elles se sont développées, continuer à s'affaisser après la disparition de la tumeur par un travail d'absorption qui continue, de sorte qu'une atrophie locale succède quelquefois à une hypertrophie. Cette remarque est de M. Ricord.

Pour les exostoses anciennes, le traitement n'aura d'autre but que d'arrêter leur développement et de faire disparaître les douleurs. A ces moyens internes, on fera bien d'ajouter l'application d'un emplâtre de Vigo cum mercurio, sur la tumeur; si les douleurs étaient très-vives on emploierait un emplâtre analogue avec parties égales d'onguent de Vigo cum mercurio et d'extrait de ciguë.

(*b*) S'il s'agit d'une exostose ostéogénique ou de développement, on n'aura aucun traitement à lui opposer. L'usage des acides pris à l'intérieur n'a pas répondu aux espérances de ceux qui l'ont essayé. Heureusement ces sortes de tumeurs ne prennent presque jamais un grand développement, et cessent d'elles-mêmes vers l'âge de 25 ans. La seule intervention, qu'on serait autorisé à tenter, consisterait dans l'emploi de l'iodure de potassium, à faibles doses et moins longtemps continué que pour les précédentes.

(*c*) Enfin contre les autres exostoses, que M. Soulier (thèse 1864) appelle autogéniques, le traitement résolutif devra être employé tout d'abord. S'il y a plusieurs de ces exostoses, c'est le seul moyen qu'on puisse essayer. Mais, s'il n'y en a qu'une, après avoir constaté l'inefficacité du traitement interne, il sera permis de l'enlever, dans le cas où son développement et la gêne qu'elle produit justifient une telle opération. Quant au traitement chirurgical, celui qui nous paraît offrir le plus de garantie est la résection de la partie de l'omoplate, sur laquelle est implantée la tumeur. Nous étudierons plus tard cette question.

2° *Enchondromes.* — Il n'y a pas de traitement médical capable d'amener la résolution des enchondromes, aussi est-ce à l'ablation de la tumeur qu'il faudra avoir recours. Toutefois M. Dolbeau conseille de ne pas y toucher, si la tumeur est dure, indolente, de petit volume et stationnaire; car on a vu des chondromes persister pendant de longues années sans changement de volume. Mais, dès qu'elle prend un accroissement plus rapide et devient douloureuse, il ne faut pas hésiter à intervenir, afin d'opérer plus facilement et avec un délabrement moins grand que celui qu'on serait obligé de faire plus tard en attendant. — L'opération décidée, il faudra, en vue de l'existence possible des noyaux cartilagineux isolés, que M. Dolbeau a signalés dans les os autour des chondromes, réséquer une portion du scapulum plus large que le point d'implantation de la tumeur. Quand la production cartilagineuse est pédiculée, il ne faut pas espérer en amener l'atrophie par la section du pédicule. M. Gosselin tenta une fois cette opération, et la tumeur n'en continua pas moins à progresser. M. Dolbeau explique ce fait par la manière dont se nourrissent les chondromes, « dont la nutrition se fait à distance par une sorte d'imbibition, et non par des vaisseaux arrivant par le pédicule. »

On a quelquefois fait la ponction de ces tumeurs, comme traitement palliatif, quand la matière cartilagineuse s'était ramollie et imprimait à la peau une tension considérable. Nous croyons devoir rejeter d'une façon absolue cette manière de faire, qui expose à des accidents immédiats redoutables. C'est à une ponction de ce genre, qu'il faut rapporter l'érysipèle du malade opéré par M. Richet, en 1865. De plus ces ponctions laissent à leur suite des trajets fistuleux intarissables, qui peuvent affaiblir les malades au point de les rendre incapables de supporter toute opération ultérieure.

Il va sans dire que l'ablation des chondromes ne sera tentée que dans les cas où il n'y aurait pas de contre-indications.

3° *Tumeurs à myéloplaxes.* — Il n'y a qu'un seul traitement rationnel, c'est l'ablation de la tumeur. Tout ce qui vient d'être dit sur la ponction des chondromes s'applique également bien à ces sortes de productions. Nous n'avons ici à signaler de particulier que l'envahissement possible des muscles par la matière morbide. L'observation que nous avons recueillie au service de M. Richet en est un bel exemple. Ce fait est très-important à noter, afin que le chirurgien prévenu ne croie l'opération terminée qu'après avoir constaté l'intégrité absolue des masses musculaires environnantes. Nous reviendrons sur ce sujet dans le chapitre intitulé : Du traitement chirurgical.

4° *Tumeurs fibro-plastiques.* — Si la tumeur se développe lentement, le traitement par l'iodure de potassium est doublement indiqué, premièrement en vertu de la règle générale posée précédemment, deuxièmement en vertu de l'influence possible de la diathèse syphilitique. M. Ordonnez, dans une note envoyée à la Société de chirurgie sur une tumeur fibro-plastique, dit que cette affection est sinon toujours, du moins très-souvent de nature syphilitique. Cette opinion repose sur l'anatomie pathologique qui a démontré dans cette diathèse une tendance marquée à la production des éléments embryo-plastiques. « C'est ce qui ressort, dit M. Carrera (thèse de Paris, 1864) de l'examen microscopique du chancre, des gommes, etc. » Si ce traitement ne réussit pas, il n'y a d'autres ressources que l'ablation.

Si la tumeur se ramollit et a une marche très-rapide, ses caractères se confondent presque avec ceux du cancer encéphaloïde, et son traitement sera le même.

5° *Tumeurs cancéreuses encéphaloïdes.* — C'est surtout pour les tumeurs malignes de cette nature, que les indications relatives au siége, à la généralisation possible de l'affection devront être scrupuleusement recherchées. On les trouvera dans un chapitre suivant.

Il peut se présenter deux cas : l'opération est possible ou elle ne l'est pas.

1er *cas.* — Sitôt la nature reconnue, on ne doit pas attendre le résultat d'un traitement interne, mais opérer de suite; afin de ne pas compromettre, par l'expectation, le succès définitif de l'opération. L'opération variera nécessairement avec le siége de la tumeur. Si elle a son point de départ dans le périoste et que l'os soit complètement sain, on n'aura qu'à en faire l'ablation sans résection. C'est ce que fit M. Richet en 1868 à sa malade de la Pitié.

Mais si l'affection cancéreuse est partie de l'omoplate, la résection est de toute nécessité. Tous les autres procédés de rugination de l'os, de cautérisation, etc., n'offrent pas de garanties suffisantes contre la récidive. Il faut, et nous insistons sur ce point, opérer largement et dépasser beaucoup les limites du mal. Nous irons même plus loin et dans le cas où la tumeur de l'omoplate serait une récidive soit sur place, soit d'un autre cancer du bras, nous ne craindrons pas d'engager le chirurgien à préférer l'ablation totale du scapulum à la résection partielle ou à l'amputation de cet os. Par ce moyen nous croyons mettre le malade dans les meilleures conditions pour échapper à la récidive. Pour soutenir la légitimité de cette opinion il nous suffira de rappeler les observations de Mussey de Randolph et de Conant. Dans l'un et l'autre de ces cas, l'affection, qui déjà s'était manifestée trois fois sur le membre supérieur, ne s'est plus reproduite après l'ablation du scapulum. Il va sans dire que c'est surtout dans ces cas que la recommandation, d'opérer largement sur les tissus mous doit être présente à l'esprit. Tout ganglion, tout muscle, toute partie de peau suspecte doivent être rigoureusement enlevés « même, dit M. Heurtaux, au risque de laisser une partie de la plaie non couverte par les téguments. » L'opération doit donc toujours être tentée, quand elle est praticable, s'il est malheureusement trop vrai, que souvent elle n'amènera pas la guérison radicale, elle aura au moins l'avantage de prolonger la vie des malades. C'est ainsi que la malade de Wutzer ne vit son mal reparaître que quatre ans après une ablation de cancer. Enfin M. Broca a établi que pour les tumeurs de même nature développées dans le sein, la vie des femmes était prolongée par l'opération.

2° *cas.* L'opération n'est pas possible. (On verra plus loin les conditions qui la rendent possible ou impossible.) Le traitement palliatif est ici le seul qu'on puisse employer pour soulager le malade, et pour lui faire supporter les douleurs parfois intolérables, qui accompagnent ces sortes de tumeurs. Il consiste dans l'emploi des narcotiques et en particulier de l'opium et de ses dérivés, qui paraissent produire d'assez bons résultats. Mais il ne faut pas négliger d'en augmenter progressivement les doses : ce qui est rendu nécessaire par la facilité avec laquelle l'organisme s'habitue à son action. On emploie aussi les préparations de belladone, de ciguë, etc. Il faut proscrire rigoureusement toute application sur la tumeur de topiques irritants. La raison en est facile à comprendre, si l'on se souvient de la funeste influence que peuvent avoir les irritants extérieurs sur la marche des encéphaloïdes. Comme traitement local, le seul qui puisse être employé, consiste dans l'usage des cataplasmes laudanisés ou de cataplasmes de ciguë, ou d'onctions faites avec des pommades contenant les mêmes principes actifs. Enfin, si la tumeur était ulcérée, on opposerait à la fétidité et à l'abondance de la suppuration, les substances antiseptiques et les poudres absorbantes.

Il ne faut en outre jamais négliger l'état général, et l'on doit s'efforcer jusqu'à la fin de soutenir les forces sans cesse décroissantes du malade par une alimentation réparatrice et par l'usage des médicaments toniques.

DEUXIÈME PARTIE.

INDICATIONS ET CONTRE-INDICATIONS DU TRAITEMENT CHIRURGICAL.

En parlant des indications fournies par la nature de chaque tumeur, nous avons indiqué le traitement médical, il nous reste à parler du traitement chirurgical, et en premier lieu à exposer les conditions relatives au siége, à l'âge, à l'état général, etc., qui permettront, ou au contraire, devront faire rejeter l'intervention chirurgicale.

(1) *Siége.* — Pour que l'opération soit possible, il faut que la tumeur fixée à l'omoplate soit mobile sur les parois thoraciques. Dans le cas contraire, il faut s'abstenir de toute tentative opératoire. M. Sédillot nous offre un exemple de cette sage réserve rapporté dans son traité de médecine opératoire, page 550. « Nous refusâmes un jour d'opérer un jeune homme atteint d'un cancer énorme du scapulum, dont les limites n'étaient pas nettement fixées, et nous dûmes nous applaudir de notre abstention en découvrant plus tard, à la nécropsie, que la tumeur avait pénétré dans la poitrine et envahi un lobe pulmonaire. »

(2) La présence de ganglions axillaires engorgés n'est pas une contre-indication à l'opération, quand ils peuvent être enlevés en même temps que la tumeur. Mais l'existence de ces ganglions en des points inaccessibles est une raison suffisante pour s'abstenir.

(3) Il faut que la plaie faite aux téguments soit localement curable.

(4) L'amaigrissement ne contre-indique pas l'opération, quand on peut l'expliquer par le suintement, les hémorrhagies ou par l'inquiétude vive causée au malade par la présence de sa tumeur. Mais il faut bien se garder d'intervenir « quand il existe des signes évidents de cachexie et à plus forte raison quand il y a des cancers par infection. » (Heurtaux). Ce que M. Heurtaux dit du cancer, nous l'appliquons à toutes les tumeurs pouvant se généraliser, par exemple au chondrome dont la généralisation est mise hors de doute par l'observation de M. Richet, 1855. De là découle la nécessité d'examiner et de connaître à fond son malade avant de prendre une résolution. Après avoir constaté l'étendue, le siége, les limites locales de l'affection, il est indispensable d'interroger les principales fonctions et d'explorer avec le plus grand soin les viscères où se font le plus souvent les dépôts consécutifs. L'examen de la poitrine et de l'abdomen est de toute nécessité; nous avons vu tous nos maîtres et en particulier M. Richet insister d'une façon toute particulière sur l'importance de cette investigation.

(5) *Age.* — Le jeune âge ne contre-indique pas l'opération. Le malade, auquel Textor, en 1846, fit l'amputation de l'omoplate pour un enchodrome, était un enfant de deux ans, qui guérit parfaitement.

L'âge avancé ne serait pas un motif suffisant pour s'abstenir, si le malade était encore robuste. Il n'en serait pas de même, évidemment s'il s'agissait d'un vieillard dont les forces sont déjà en grande partie épuisées.

A toute tumeur qui présente une ou plusieurs de ces contre-indications on appliquera le traitement palliatif exposé pour le cancer, quelle que soit du reste la nature du mal.

Traitement chirurgical.

Le traitement chirurgical consiste non-seulement dans l'ablation de la tumeur, mais encore le plus souvent dans la résection plus ou moins considérable de l'omoplate. Pour l'ablation du produit morbide, le seul point, sur lequel nous ayons à attirer l'attention, consiste dans la manière de sacrifier largement les tissus malades.

Toute partie suspecte, doit être exactement enlevée, tout muscle malade doit être sectionné, aussi loin qu'on le pourra, de la tumeur. Dans un cas de tumeur à myéloplaxes, nous avons vu M. Richet aller sectionner le grand rond jusqu'à son insertion à la coulisse bicipitale. Ce fait de l'envahissement des muscles par la matière morbide ne doit pas être oublié; M. Richet insiste beaucoup sur ce point, à cause de la difficulté qui en résulte souvent pour l'opération. Dans le cas dont nous parlons, les difficultés les plus grandes tenaient à l'envahissement du grand rond, qui maintenait la tumeur fortement appliquée dans le creux de l'aisselle. Dès que la tumeur est détachée, il est donc indispensable d'explorer avec l'œil et le doigt tous les points de la plaie et de poursuivre tous les prolongements que l'affection peut avoir jetés. C'est alors qu'il faudra enlever tous les ganglions engorgés soit du creux de l'aisselle, soit même de régions plus reculées. C'est ainsi que M. Rogers de New-York enleva en 1868 des ganglions cervicaux. Il va sans dire que cette recherche doit être faite avec le doigt et qu'on procédera par énucléation pour les arracher. Il ne faudra jamais oublier que les parties, dans lesquelles on opère, sont très-richement vascularisées, que dans deux cas la mort est survenue par hémorrhagie et que dans deux autres il y a eu introduction d'air dans les veines. Aussi, vu les dimensions exagérées que prennent les vaisseaux de la région par le fait de la tumeur, nous croyons devoir conseiller de lier les artères à mesure qu'elles sont coupées. Les autres points de l'opération de ces tumeurs seront exposés avec l'étude des résections de l'omoplate, qu'elles nécessitent le plus souvent. C'est de cette partie dont nous allons maintenant nous occuper en nous attachant surtout à donner les résultats exacts qui suivirent ces opérations.

TROISIÈME PARTIE.

RÉSECTIONS DE L'OMOPLATE DANS LES CAS DE TUMEURS DE CET OS.

Il est indispensable de diviser ce sujet suivant que l'os est enlevé en totalité, ou en partie et suivant cette partie. Nous passerons successivement en revue l'extirpation du scapulum seul, l'extirpation du même os après ou avec l'ablation du bras, l'amputation de l'omoplate, la résection de la fosse sous-épineuse, de l'angle inférieur, de l'angle supérieur et interne, de l'angle externe, de l'épine. A la suite de chacun de ces articles nous présenterons sous forme de tableaux, les faits qui s'y rapportent, et nous en comparerons les résultats avec ceux d'opérations analogues, faites pour d'autres causes que l'ablation de tumeurs.

Extirpation totale du scapulum en conservant le bras.

On avait depuis longtemps constaté l'heureuse issue des accidents dans lesquels le bras et l'omoplate avaient été emportés soit par coups de feu, soit par machines; on avait remarqué aussi les succès nombreux, qui suivirent l'ablation de l'omoplate avec le membre supérieur, mais jusqu'en 1855, personne n'avait eu l'idée d'enlever le scapulum seul en conservant le bras. Pourtant les exemples étaient nombreux et prouvaient nettement, que cet os pouvait être enlevé en totalité sans exposer à de trop grands dangers. C'est ainsi que Desplettes cite l'observation d'un militaire, qui guérit parfaitement après avoir eu l'omoplate emportée par un boulet. Un autre militaire observé par M. Borel eut les deux omoplates emportées par un boulet, et n'en guérit pas moins assez rapidement. Enfin Samuel Cooper a vu un malade, qui eut l'épaule en partie arrachée par une machine et chez lequel le poumon et le péricarde étaient à découvert et qui guérit néanmoins. De plus, si on jette au coup d'œil sur le passage, dans lequel nous rapportons tous les cas d'arrachements de l'omoplate et du bras par accidents, on verra que sur 12 cas que nous avons, il y a 12 guérisons.

La première observation d'extirpation du scapulum seul est due à Langenbeck. La même année Dieffenbach la fit aussi. Puis nous voyons MM. Symes, 1856, Jones, 1856, Hammer de Saint-Louis, 1860, Schuh de Vienne 1860, Michaux, 1864, Rogers de New-York, 1867, Michel 1868, la répéter pour des tumeurs de l'omoplate. Enfin M. Heyfelder enleva aussi tout le scapulum pour une carie de cet os.

Dans ces 9 cas d'extirpation totale du scapulum pour tumeurs, nous n'avons que trois guérisons, mais il faut noter que sur les 6 cas de mort, 5 arrivèrent par récidive au bout d'un temps plus ou moins long. Quant au 6e c'est celui de M. Syme, l'âge seul de la malade explique l'issue fatale de l'opération. Malgré cela nous n'en croyons pas moins cette opération très-légitime, lorsqu'il n'y aura aucune des contre-indications mentionnées plus haut. Remarquons aussi que le bras peut à la suite reprendre une grande partie de ses mouvements « par suite de la formation d'une pseudarthrose autour de la tête humérale. » (Heyfelder). La malade opérée par Jones pouvait écarter son bras à angle droit, le porter à sa bouche et à l'oreille du côté opposé, et s'en servait pour coudre. Dans presque tous les autres cas, le résultat au point de vue de l'usage du bras était très-bon, même chez les malades qui furent victimes de récidives peu de temps après. C'est ainsi que la malade de M. Rogers ne présentait pas de difformités. Son bras de ce côté avait continué à croître comme le membre opposé et elle l'élevait (dit ce chirurgien) autant qu'elle le voulait.

Nous ne décrirons pas chacun des procédés, qui furent mis en usage dans toutes ces opérations et nous nous contenterons d'indiquer les principaux.

« En raison, dit M. Heyfelder (*Traité des résections*), de la forme même de l'omoplate, on est toujours obligé de recourir à des incisions à lambeaux. Dans presque tous les cas, on a commencé par une incision le long de l'épine du scapulum. Symes en fait partir du milieu de celle-ci une seconde se dirigeant vers l'angle inférieur de l'omoplate, de façon à avoir une plaie en T. »

M. Langenbeck fit une première incision le long de l'épine et une seconde partant de son extrémité postérieure pour se rendre à l'angle inférieur, afin d'obtenir un énorme lambeau triangulaire, pouvant se rabattre en bas et en dehors.

D'après M. Heyfelder, on aurait aussi fait un lambeau quadrilatère se rejetant en bas, par une incision suivant l'épine, des deux extrémités de laquelle, partent deux autres incisions se portant obliquement en bas et en dehors.

M. Michaux fit deux incisions parallèles aux deux bords axillaire et spinal de l'omoplate se réunissant au niveau de l'angle inférieur en forme de V.

Disons aussi que les procédés de Velpeau et de Lisfranc, décrits à l'article Amputation du scapulum, pourraient aussi servir pour enlever cet os en totalité.

Pour le reste de l'opération, nous suivrons l'exemple de M. Michaux qui a divisé l'extirpation de l'omoplate en quatre temps. Dans le premier, il fait son incision aux téguments; dans le deuxième, il dégage des parties molles, les angles inférieur, supérieur et interne, le bord spinal et la fosse sous-scapulaire; dans le troisième, il fait basculer l'omoplate de dedans en dehors, coupe les tendons qui s'insèrent à l'apophyse coracoïde, désarticule, et dégage en dernier lieu l'apophyse coracoïdienne. Restent alors pour le quatrième temps, la ligature des vaisseaux et le pansement, en ramenant le bras le long du corps par le bandage de Velpeau.

D'après M. Michon, rapporteur à l'Académie, lors de la présentation du travail de M. Michaux, les avantages de ce mode opératoire, sont : de mettre la partie malade à nu dans une large étendue, de permettre la dissection des parties molles avant de faire la désarticulation, et aussi de donner la possibilité de lier l'artère sous-scapulaire avant d'en faire la section, enfin de donner « un lambeau qui, par sa forme et par la direction de la plaie, recouvre la tête de l'humérus conservé et donne en un point déclive une issue facile au pus. »

A part la direction des incisions, tous ces chirurgiens suivirent à peu près la même marche pour exécuter cette opération. Tous reconnaissent qu'il est plus facile de commencer la dissection par le bord spinal et de terminer le dégagement de l'os par la désarticulation.

A l'opération ainsi réglée, nous n'avons que deux remarques à faire : 1° Il nous semble préférable, comme le veut M. Richet, de lier les artères à mesure qu'elles sont coupées; 2° nous croyons qu'il serait avantageux de suivre pour le deuxième temps de l'opération la méthode imaginée par M. Rigaud de Strasbourg. Ce procédé consiste à éviter, dans la dissection des parties molles, la section des muscles, rhomboïde, angulaire de l'omoplate et grand dentelé, qui s'insèrent au bord spinal et à faire une sorte d'énucléation de l'os en respectant la continuité de ces muscles normalement établie par leurs insertions communes au scapulum.

Si on le pouvait, nous conseillerions même de laisser le périoste adhérent aux insertions musculaires, afin de consolider l'union de ces muscles. En agissant ainsi, on fera, pour ainsi dire, un vaste muscle élévateur des côtes, dont les insertions seront en arrière, celles de l'angulaire et du rhomboïde, et en avant, celles du grand dentelé.

Il est facile de prévoir les avantages de cette manière de faire.

1° On conserve ainsi aux forces respiratrices toute leur puissance :

2° On ne touche en aucune façon au tissu cellulaire lâche et abondant, qui unit ces muscles à la paroi thoracique, et dans lequel se développent si facilement des inflammations et des suppurations diffuses si redoutables après une semblable opération.

3° On laisse à la paroi thoracique un système protecteur constitué par la couche musculaire qui la recouvre à l'état normal, et par ce moyen, on peut espérer mettre le malade à l'abri des accidents inflammatoires de la plèvre ou du poumon.

Soins consécutifs. Bien loin de chercher à obtenir la réunion immédiate, il faut préparer à l'avance une issue facile aux collections purulentes, qui se forment toujours sous les lambeaux. Mais au lieu d'abandonner complètement les lambeaux, il convient, comme nous l'avons vu faire à M. Richet de rapprocher les bords de la partie supérieure de la plaie, par quelques points de suture, tout en ménageant à la partie la plus déclive un écartement suffisant pour le passage des liquides. Si nous parlons ici de l'observation que nous avons recueillie, c'est que le pansement sera le même pour toutes les résections totales ou partielles de l'omoplate et que nous ne reviendrons plus sur ce point. M. Rigaud donne le conseil de couper les ligatures auprès du nœud, et d'abandonner leur élimination à la nature, afin d'éviter l'interposition des fils entre les muscles et les téguments dans une grande étendue. Nous ne croyons pas que la présence des fils puisse avoir de sérieux inconvénients, et nous lui trouvons au contraire l'avantage de permettre leur enlèvement complet dès qu'on le voudra. Comme le veut M. Richet, on rapprochera les téguments des parties profondes par un épais pansement à la ouate. Le bras sera maintenu par une écharpe, et dès que l'opéré pourra se lever, on le fera sortir des salles et promener à l'air libre. C'est là un des grands avantages des résections faites sur le membre supérieur, qu'il ne faut jamais oublier, dit M. Heyfelder.

1855. Laugenbeck. — Encéphaloïde. Mort 3 mois après. Récidive.
1855. Dieffenbach. — Ostéo-cancer. Mort 10 mois après. Récidive.
1856. Symes. — Tumeur cérébriforme. Mort 3 mois après. Epuisement.
1856. Jones. — Tumeur. Vie. Résultat parfait.
1860. Schuh. — Ostéo-cancer. Vie. Résultat parfait.
1860. Hammer. — Ostéo-cancer. Mort 10 mois après. Récidive.
1864. Michaux. — Encéphaloïde. Mort 10 mois après. Récidive.
1867. Rogers. — Encéphaloïde. Mort 10 mois après. Récidive.
1868. Michel. — T. à myéloplaxes. Vie. Résultat parfait.

M. Heyfelder en 1856 fit cette même opération pour une carie du scapulum et perdit son malade.

Résection de l'omoplate après la désarticulation du bras.

L'ablation totale du scapulum fut aussi pratiquée, après la désarticulation du bras, pour des tumeurs ayant récidivé dans cet os. Ces cas sont ceux de MM. Grosby, 1835, Mussey 1838, Rigaud 1841, Buck 1864, Conant 1864. Pour ces 5 cas, il y a 4 guérisons, dont 3 furent constatées longtemps après l'opération. Le malade de M. Rigaud fut vu bien portant 7 ans après, celui de Conant 20 ans après. Enfin Mussey put constater par lui-même 30 ans après, le résultat définitif de son opération. D'après ces observations, il semblerait que l'ablation du scapulum aurait mis un terme à toute reproduction ultérieure du mal, comme si son action avait été bornée à l'un des membres supérieurs. Donc, de ce qu'une tumeur récidiverait dans l'omoplate après l'amputation ou la désarticulation du bras, on n'en devrait pas moins tenter l'opération, si le malade était dans de bonnes conditions pour la supporter.

Le procédé le plus convenable nous paraît être dans ce cas celui de M. Rigaud. — Ce chirurgien fit 2 incisions semi-elliptiques, commençant à 3 centimètres environ au-dessus de l'acromion et dirigées verticalement pour circonscrire l'ancienne cicatrice. Puis il les continua en bas par une très-longue incision verticale le long de l'aisselle. Par ce moyen il put sectionner facilement la clavicule et dégager le scapulum des parties molles, en respectant les adhérences du rhomboïde et de l'angulaire au grand dentelé, comme nous l'avons déjà dit précédemment.

1835. Grosby. — Cancer. Mort 1 an après. Récidive.
1838. Mussey. — Cancer. Vie. Guérison constatée 30 ans après.
1841. Rigaud. — Enchondrome. Vie. Guérison constatée 7 ans après
1864. Conant. — Cancer. Vie. Guérison constatée 20 ans après.
1864. Buck. — Ostéo-cancer. Vie ....

Ablation de l'omoplate et du bras.

Cette opération fut faite trois fois pour enlever des tumeurs, et réussit une fois. Nous n'avons pu savoir quels ont été les procédés employés. Le mode opératoire de M. Rigaud, que nous avons décrit précédemment, conviendrait peut-être également bien dans ce cas, au moins pour le premier temps.

1838. Lellan. — Encéphaloïde. Mort 6 mois après. Récidive.
1863. Syme. — Ostéo-cancer. Vie.
1867. Fergusson. — T. fibro-plastique. Mort 2 jours après. Dég. graisseuse du cœur.

Cette même opération fut faite pour d'autres causes que des tumeurs, par MM. Cumming 1808, Gaëtany-Bey 1830, Larrey 1838, Lewis 1845, Nièpce 1860 et Watson 1869 et donna 5 succès.

Les cas d'arrachement de l'omoplate et du bras par machines, que nous avons trouvés dans les auteurs, furent encore suivis de plus beaux résultats 12 guérisons pour 12 observations rapportées par : Cheselden 1737, Clough 1779, Samuel Vood, Mussey 1819, James 1830, Scarnel 1832, Braithvacte 1833, Lizars, Cooper, King 1845, Kartwright et M. Lowe 1866.

RÉSECTIONS PARTIELLES POUR TUMEURS.

Amputation de l'omoplate.

A l'exemple de M. Heyfelder, nous désignons sous ce nom la résection de la plus grande partie de l'omoplate, en ne conservant que l'extrémité articulaire. Suivant les indications, on enlève ou on respecte l'apophyse coracoïde et l'acromion. Le trait de scie passe soit par le col, soit un peu plus en dedans par l'épine scapulaire.

Cette opération, quoique plus ancienne que l'extirpation seule de l'omoplate, n'en est pas moins d'origine assez récente. Elle date du commencement de ce siècle.

Le premier, qui eut l'idée de la faire, est Van Valther (1811), qui s'y exerça sur le cadavre et qui après, l'ayant entreprise sur le vivant, n'osa pas l'achever à cause de l'hémorrhagie et perdit son malade.

Liston en 1819, réséqua les trois quarts du scapulum, et guérit son malade, atteint, disent les uns, de tumeurs de l'omoplate, et pour d'autres d'un anévryme de l'artère scapulaire inférieure.

Puis nous la voyons pratiquée par : MM. Haymann 1823, Janson de Lyon 1824, Wutzer 1825, Lucke 1828, Pétrequin 1844, Gross 1850, Langenbeck 1850, Hertz 1852, Walter de Pittsburg 1854, Richet 1855, South 1855, Langenbeck 1855, Nélaton 1862, Veinlker 1863, Pollock 1865.

Il est inutile de dire qu'on ne trouve rien sur cette opération dans les auteurs anciens. Pour la trouver décrite dans un Traité de médecine opératoire, il faut arriver jusqu'à Velpeau, 1839. Après lui Lisfranc (1845) reprit aussi la question. Enfin M. Heyfelder, dans son traité des résections, consacra tout un chapitre aux résections de l'omoplate. C'est à cette source que nous avons puisé les renseignements les plus précieux pour cette partie de notre travail. Plus récemment encore M. Chassaignac en 1863, dans son traité des opérations chirurgicales, décrit les résections partielles du scapulum et indique plusieurs procédés opératoires que nous aurons soin d'indiquer pour chacune d'elles.

Les autres auteurs n'ont fait que les mentionner, enfin M. A. Guérin n'en parle que pour formuler cette sentence défavorable : « En se rappelant les masses charnues qui recouvrent l'omoplate et le cercle vasculaire qui l'enveloppe, on se décidera difficilement à pratiquer la résection de cet os. » Pour répondre à cet argument et justifier ces opérations, il nous suffira de rappeler les succès aujourd'hui assez nombreux qu'elles donnèrent, et le bon état du membre conservé.

Procédés. — 1° Janson circonscrivit la tumeur par deux incisions elliptiques et enleva la masse principale de la tumeur qui s'était rompue. Puis après avoir « sectionné d'un trait de scie la partie du scapulum située au-dessous de l'épine », il conduisit une autre incision oblique de bas en haut d'arrière en avant et de dedans en dehors, pour atteindre la partie de la tumeur logée dans le creux de l'aisselle. Les autres détails manquent.

2° En 1839, Boyer fit une incision en L, et se servit de la scie à chaîne pour faire la section de l'os.

3° Velpeau conseille de pratiquer trois incisions, une première sur toute la longueur de l'épine et deux autres partant chacune des extrémités de la première et se rendant: la plus externe vers la partie inférieure du cou en longeant le bord supérieur de l'omoplate, et l'autre partant de l'extrémité postérieure de l'épine pour se terminer au creux de l'aisselle. On obtient ainsi deux lambeaux triangulaires qu'on dissèque en rejetant l'un en haut et l'autre en bas. Puis, dit-il, « après avoir scié la racine de l'acromion, détaché toute la partie antérieure et postérieure et renversant de dedans en dehors le corps de l'omoplate, on pourrait le scier à son tour près de la cavité glénoïde, soit avec la scie articulée glissée au-dessous, soit au moyen d'une petite scie à main. » — Ce procédé a l'inconvénient de retenir le pus dans l'espèce de godet que forme le lambeau triangulaire inférieur et par suite, d'exposer à tous les accidents graves attachés au séjour prolongé du pus contre les parois thoraciques.

4° Lisfranc avait déjà reconnu les inconvénients du procédé de Velpeau, et dans son traité de médecine opératoire (1846), il propose de lui substituer le mode opératoire suivant : faire une incision cruciale, dont les quatre angles sont l'un en haut, l'autre en bas vers l'angle inférieur du scapulum et les deux autres latéraux. Ce moyen a l'avantage de donner à l'opérateur beaucoup de facilités en mettant largement à découvert la partie, sur laquelle il agit, et de permettre au pus un écoulement facile au dehors. La seule chose qui lui fut reprochée est de laisser une large plaie, dont les quatre angles et les huit bords ont peu de tendance à une cicatrisation rapide. Toutefois, nous croyons que M. Pétrequin s'est exagéré cet inconvénient; car nous rapportons l'histoire d'une malade opérée, par M. Richet en 1868, d'après ce procédé et qui sortit complètement guérie de la Pitié, deux mois après l'opération. Pour le reste, ce procédé ressemble au précédent.

5° M. Pétrequin, en 1844, employa une incision en T renversé qui lui parut la plus convenable pour l'ablation de la tumeur et pour les suites de l'opération. Il fit construire, en outre, une longue aiguille courbe, pour passer sous l'omoplate une scie à chaîne, dont les dents étaient dirigées en arrière pour scier le scapulum. La section de l'os fut faite très-près du col. Il ne fit basculer l'omoplate qu'après avoir fait cette section. — Ce procédé permet un libre écoulement aux produits de la plaie, et donne un jour suffisant pour la dissection de la tumeur et la résection de l'os. En outre, il nous paraît prévenir mieux que tout autre la mortification du lambeau postérieur, qui tient par la partie interne et conserve ainsi ses sources artérielles. On sait, en effet, que la peau du dos reçoit ses artères de la branche postérieure des intercostales, qui s'y ramifie et rampe dans son épaisseur, offrant en ceci une certaine analogie avec ce que l'on remarque dans le cuir chevelu. Cette disposition est surtout bien marquée au niveau du scapulum, qui empêche une communication plus fréquente entre les vaisseaux qui s'échappent de la branche sous-costale et les téguments correspondants. Quant au mode de scier l'os avec la scie à chaîne, qui n'appartient pas à M. Pétrequin, mais à Boyer, nous le croyons très-bon, quoi qu'il oblige de détacher préalablement avec le couteau le muscle sous-scapulaire. Les parties à diviser, col ou épine de l'omoplate, sont trop épaisses pour qu'on puisse recourir aux pinces de Liston qui dispenseraient de cette dissection. On pourrait, d'après Heyfelder, employer encore la scie à crêtes de coq, et même une scie ordinaire, si la section se faisait plus en arrière à travers l'épine.

6° M. Chassaignac (*Traité des opérations chirurgicales*) indique en ces termes sa manière de faire : « Aux vastes délabrements qui viennent d'être indiqués, je substitue une incision unique, mais fortement recourbée à convexité inférieure, donnant lieu à un lambeau qui permet la fragmentation par le perforateur, la scie ou les cisailles, et l'extraction par pièces successives de toute la portion d'omoplate à enlever. » Nous avons indiqué ce procédé, afin d'être aussi complet que possible ; car nous ne le croyons pas souvent praticable pour enlever les tumeurs.

M. Richet, en 1855, pour enlever un enchondrome ulcéré, circonscrit la partie malade des téguments par deux incisions elliptiques, en laissant autant de peau qu'il en fallait pour recouvrir la surface suppurante et dirigea de leurs deux points de réunion deux autres petites incisions, l'une en haut et en dedans, l'autre en bas et en dehors vers l'aisselle. Ce procédé, qui suffit pour observer l'état de l'omoplate et pour en dégager facilement la partie malade, n'est pas moins avantageux pour l'écoulement des produits de la plaie, qui trouvent une voie toute ouverte à la partie la plus déclive.

Nous avons indiqué tous ces procédés, moins pour régler d'une façon absolue cette opération, que pour donner des types, dont on devra se rapprocher autant que possible dans l'amputation de l'omoplate pour enlever les tumeurs qui en partent. Chacune d'elles présentant par son volume, son siége, son développement des indications particulières, ce sont elles qui devront guider le chirurgien dans le choix de son procédé, qu'il modifiera, du reste, si les circonstances le demandent. Ceci dit, nous exposerons de la façon suivante le mode opératoire qui nous paraît convenir au plus grand nombre de cas :

1er temps : Diviser les téguments, en sectionnant tous les tissus jusqu'à la tumeur par une incision en L ou en T renversé, quelquefois par une incision cruciale. Les incisions elliptiques conviennent surtout quand la peau est ulcérée.

2e temps. — Disséquer les lambeaux de façon à mettre la tumeur complètement à nu, inciser les muscles sus et sous-épineux, pour découvrir les points où passera la section de l'os sur le bord axillaire et sur le bord supérieur du col ou du bord supérieur.

3e temps. — Scier l'os au moyen d'une scie à chaîne passée sous l'omoplate avec une aiguille courbe, et le renverser de dehors en dedans en le détachant avec le bistouri de ses attaches musculaires.

La ligature des artères doit être faite à mesure qu'elles sont coupées. Cette recommandation de la plus haute importance, à cause du volume énorme que prennent les vaisseaux de la région, appartient à M. Richet. C'est grâce à cette précaution que la malade qu'il opéra devant nous, ne perdit qu'une petite quantité de sang tout à fait insignifiante. Enfin, pour des raisons déjà données, on ménagera, autant que possible, l'union des muscles rhomboïde et angulaire au grand dentelé.

Le pansement et les soins consécutifs sont les mêmes que pour l'extirpation totale.

L'amputation de l'omoplate est une opération acceptée maintenant, et qui devra être préférée à l'ablation totale, quand l'affection n'aura pas envahi la totalité de l'os, ou quand elle ne sera pas elle-même une récidive. Elle a pour avantage de conserver au bras un point d'appui, l'extrémité articulaire étant maintenue par l'articulation acromio-claviculaire, de ne pas ouvrir l'articulation et de laisser intacts un grand nombre de muscles, qu'on est obligé de couper dans l'ablation totale. Tels sont, par exemple, les muscles biceps, coraco-brachial, petit pectoral et la longue portion du triceps. Aussi, à la suite de cette opération, le bras conserve tous ses mouvements, quelques-uns seulement sont plus difficiles et plus limités. Tels sont, par exemple, les mouvements d'élévation et d'abduction. Toutes les fois que les opérés de la sorte veulent élever le membre supérieur, ils le portent en même temps en avant. Ce fait s'explique facilement par la physiologie des mouvements du bras. L'élévation est produite : 1° jusqu'à l'angle droit par l'action des muscles sus-épineux et deltoïde; au delà, elle est due à un mouvement d'élévation en masse de l'épaule, dans lequel l'angle inférieur du scapulum est porté en dehors. Ceci dit, on conçoit comment le mouvement d'élévation est le plus gêné, puisque le sus-épineux est coupé en totalité et le deltoïde en partie, et pourquoi le membre est en même temps porté en avant par l'action des fibres antérieures du deltoïde, action qui n'est plus contrebalancée par celle de la partie postérieure de ce muscle. D'après les observations, la seconde partie du mouvement serait encore possible, puisque plusieurs des opérés pouvaient mettre leur main sur la tête et que le malade, opéré par Walter de Pittsburg, put continuer ses travaux dans les champs. Les mouvements de rotation du bras en dehors sont, après ceux d'élévation, ceux qui ont perdu le plus de leur puissance. Tous les autres ont conservé toute leur force et leur précision. Les huit malades qui se rétablirent eurent une convalescence assez rapide de deux à trois mois en moyenne, et tous purent se servir de leur bras avec presque autant de facilité et de force qu'avant l'apparition de leur mal.

Les résultats définitifs ne paraissent nullement brillants : sur 17 cas, il y a 9 morts. Mais, si on analyse les faits, on voit que la plupart des insuccès sont dus à des causes, qui ne peuvent être directement imputées à l'opération. Le malade de Wutzer mourut de récidive (4 ans après) ; celui d'Haggmann fut également victime d'une récidive; une généralisation enchondromateuse emporta le malade de M. Richet; Gross vit son malade mourir de pneumonie, trois mois après l'opération; enfin la mort de l'opéré de Langenbeck (1850) est atribuée à l'action du chloroforme.

1819. Liston. — Tumeur ou anévrysme. Vie. Résultats excellents.
1823. Haymann. — Cancer. Mort un an après. Récidive.
1824. Janson. — Sarcome. Vie. Résultats parfaits.
1825. Wutzer. — Cancer. Mort 4 ans après. Récidive.
1828. Lucke. — Sarcome. Vie. Résultats parfaits.
1839. Boyer. — Exostoses. Mort. Epuisement nerveux.
1844. Pétrequin. — Sarcome. Mort 25 jours après. Infection purulente.
1850. Gross. — Cancer. Mort 3 mois après. Pneumonie.
1850. Langenbeck. — Enchondrome. Mort 17 heures après. Chloroforme.
1852. Hertz. — Cancer médullaire. Mort 1 heure après. Hémorrhagie.
1854. Walter. — Sarcome. Vie. Résultats excellents.
1855. Richet. — Enchondrome. Mort 14 jours après. Généralisation.
1855. Langenbeck. — Sarcome. Vie. Bons résultats.
1855. South. — Sarcome. Vie. Résultats parfaits.
1862. Nélaton. — T. fibro-plastique. Vie. ....
1863. Weinker. — Encéphaloïde. Mort 24 heures après. Epuisement.
1865. Pollock. — Cancer. Vie. ....

Cette même opération, faite pour d'autres causes, telles que carie, nécrose, fracture, par Jaeger 1833, Cooper ..., Langenbeck 1858, Engelhardt 1863, Heyfelder 1856, Carnochan 1857, Walter 1860, Busch et Neudorps 1862, donna à peu près les mêmes résultats : 5 morts et 4 guérisons.

Résection de la partie située au-dessous de l'épine.

Sous ce titre nous comprenons toutes les résections de la fosse sous-épineuse, que le bord spinal soit conservé ou emporté avec le reste. Elle fut pratiquée sept fois pour enlever des tumeurs; nous ne connaissons aucune observation dans laquelle elle ait été entreprise pour d'autres causes. Ce sont les cas de MM. Traréas 1838; Textor 1846 et 1849, Barrier (de Lyon)

1853, Pajet 1862, Fergusson 1865, Richet 1872. Les résultats sont 3 guérisons, 3 morts, dont deux sont imputables à la récidive et à l'hémorrhagie. Enfin, le malade de Fergusson dut être opéré deux ans après pour une récidive. Tout ce que nous avons dit à propos de l'amputation de l'omoplate s'applique également bien ici ; les incisions seront les mêmes, leur étendue seule sera un peu moins considérable, à moins que la tumeur n'ait envoyé des prolongements comme chez la malade de l'Hôtel-Dieu. Cependant nous ferons remarquer que, de tous les procédés, celui qui permet le mieux de découvrir le bord axillaire, qui est le plus souvent le point de départ des tumeurs à ce niveau, et de poursuivre leurs prolongements en avant et en arrière du scapulum, est incontestablement celui que M. Richet employa sous nos yeux. C'est le procédé en T renversé, dans lequel une incision suit le bord axillaire, et les deux autres un peu courbes à concavité supérieure se portent un peu en haut du côté de l'aisselle et du côté de la région scapulaire. — Pour le reste de l'opération, la seule remarque, que nous ayons à faire, porte sur l'instrument à employer pour sectionner l'os, au lieu de la scie à chaîne employée pour l'amputation, nous croyons ici les pinces de Liston préférables. Elles sont suffisantes pour sectionner le scapulum peu épais au-dessous de l'épine, et sont plus commodes et plus expéditives.

A la suite de cette opération, il n'y a pas de difformités et tous les mouvements du membre sont possibles, c'est ce qu'il nous a été facile de constater chez la malade dont nous rapportons l'observation.

1838. Trareas. — Sarcome médullaire. Mort 1 an après. Récidive.
1846. Textor. — Enchondrome. Vie. Résultats parfaits.
1849. Textor. — Cancer. Mort longtemps après. Récidive.
1853. Barrier. — Enchondrome. Mort 24 heures après. Hémorrhagie.
1862. Pajet. — Cancer. Vie.
1865. Fergusson. — T. fibro-plastique. Nouvelle opération 2 ans après. Récidive.
1872. Richet. — T. à myéloplaxes. Vie. Résultats parfaits.

Résection de l'angle inférieur.

L'angle inférieur fut réséqué trois fois dans l'ablation de tumeurs, qui en partaient. Une de ces opérations appartient à Dupuytren, une autre à Beaumont, 1838, toutes deux furent suivies de succès. La troisième est d'Earle, 1835, qui perdit son malade un an après de généralisation. C'est le seul cas de mort. Cette même opération pratiquée par Jaeger, 1840, pour fracture compliquée, et par M. Heyfelder, 1849, pour nécrose, donna aussi deux succès. En 1796, Sommelier l'avait déjà exécutée, nous n'en connaissons ni les causes ni les résultats.

Les procédés employés sont nombreux. Beaumont fit une incision en V, dont chaque branche partant de l'angle inférieur suivait l'un des bords de l'omoplate. D'autres mirent à nu la partie à réséquer par une incision cruciale, d'autres par une incision en H. Enfin Velpeau et Lisfranc conseillent tous deux de faire une simple incision transversale assez grande comprenant la peau et le muscle grand dorsal. Quel que soit le procédé employé, après avoir divisé la peau, on fait basculer le scapulum, de façon à faire saillir son angle inférieur ; puis, après l'avoir séparé de ses attaches musculaires, on le sectionne avec le sécateur de Liston. On pourrait même, au dire de Lisfranc, se servir d'une scie ordinaire, en protégeant les parois thoraciques par une plaque de bois, A notre avis, cette section de l'os devrait être faite un peu au-dessus de la partie spongieuse de l'angle inférieur, dans la table de l'os où il n'y a, pour ainsi dire, pas de tissu spongieux. Par ce moyen, nous croyons rendre l'opération plus facile et surtout avoir plus de chances d'éviter les suppurations prolongées.

1835. Earle. — T. fibro-plastique. Mort 1 an après. Généralisation.
1838. Beaumont. — Exostose. Vie. Résultats parfaits.
» Dupuytren. — Exostose. Vie.

Résection de l'angle supérieur et interne.

Cette opération fut faite une seule fois pour tumeur. Il s'agissait d'un enchondrome, que Ried enleva en même temps que cet angle. Pour mettre à nu la région il tailla deux lambeaux, un supérieur, l'autre inférieur, au moyen d'incisions en H. Le malade guérit. Velpeau et Lisfranc conseillent dans ce cas de ne faire qu'une incision transversale, divisant une partie du trapèze et l'angulaire de l'omoplate. La section de l'os peut se faire avec les pinces de Liston. Le malade de Ried ne présentait pas de difformités et avait conservé tous les usages du membre supérieur de ce côté. M. Heyfelder obtint un résultat aussi brillant chez un malade, auquel il réséqua ce même angle pour carie.

Résection de l'angle externe de l'omoplate avec ses apophyses et une partie de l'humérus ou avec le bras entier.

Cette opération ne fut exécutée que trois fois, pour enlever des tumeurs, ayant leurs points de départ dans l'omoplate. Ces trois résections sont dues à MM. Syme 1836, Gilbert de Philadelphie 1846, et Dolbeau 1861. Nous n'avons pu nous procurer en entier que l'observation de M. Dolbeau, aussi ne pouvons-nous faire mieux que de renvoyer au résumé de cette observation, dans laquelle nous avons eu le soin de rapporter *in intenso* le récit de l'opération. Cette résection fut assez souvent pratiquée pour certaines scapulalgies, les procédés, qui sont indiqués dans ces cas, pourraient peut-être servir aussi pour faire l'ablation des productions pathologiques de l'extrémité articulaire du scapulum ou de ses apophyses.

1836. Syme. — Enchondrome. Vie. Guérison. . . . .
1846. Gilbert. — Cancer. Mort 3 mois après.
1861. Dolbeau. — Enchondrome. Mort 5 jours après. Epuisement nerveux.

Résection du bord axillaire.

Une partie du bord axillaire de l'omoplate fut enlevée en 1863, par M. Labbé pour un enchondrome, dont le point d'implantation s'était fait sur ce bord par un pédicule très-étroit. La tumeur s'avançait dans les fosses sous-scapulaire et sous-épineuse, mais ne faisait pas corps avec le scapulum, comme chez la malade de M. Richet. M. Labbé découvrit la tumeur par une incision oblique en bas et en dehors, partant de la moitié de l'épine et dépassant en bas les limites de la tumeur. La section de l'os fut faite avec les pinces de Liston. C'est le seul cas que nous ayons de cette opération, le malade mourut d'érysipèle bronzé. M. Heyfelder, dit que s'il avait à faire une opération de ce genre, c'est à une incision le long de ce bord qu'il donnerait la préférence. Pour nous, il nous semble qu'ici encore le procédé en T renversé serait le plus favorable, pour aller rechercher tous les prolongements de la tumeur, soit en avant, soit en arrière de l'omoplate, soit même dans le creux axillaire.

1863. Labbé. — Enchondrome. Mort 4 jours après. Erysipèle.

Nous n'avons rien à dire de la résection du bord spinal, qui n'a jamais été enlevé pour tumeurs. Du reste cette opération ne fut faite qu'une fois pour carie, le malade guérit.

Résection de l'épine de l'omoplate.

L'épine de l'omoplate, étant saillante sur le plan général de l'os, est la partie la plus facile à découvrir et à disséquer. Cette résection fut faite deux fois pour enlever des tumeurs, par Philipps 1842 et par Ed. Cook 1856. Dans l'un et l'autre cas, le malade guérit rapidement en conservant du côté opéré tous les mouvements avec leur force et leur précision.

La division des téguments se fait suivant une ligne transversale parallèlement à cette crète. Si on voulait avoir plus de jour, on pourrait donner à cette incision une forme semi-lunaire à convexité inférieure. S'il fallait enlever l'acromion, et par conséquent séparer cette apophyse de ses attaches à la clavicule, on prolongerait cette incision jusqu'en avant, en suivant son bord externe. On isole cette crête des muscles trapèze, deltoïde, sus et sous-épineux, puis on sectionne l'os, soit avec les pinces de Liston, soit avec la scie à chaîne. « Toute espèce de scie, dit M. Heyfelder, peut servir pour sectionner l'épine. » M. Chassaignac a proposé de se servir de la scie à chaîne préalablement passée par un trou fait avec un perforateur. Les principales artères intéressées dans cette opération, sont les branches de la sus-scapulaire, qui, de petites qu'elles sont ordinairement, deviennent volumineuses par le fait de la tumeur et demandent à être liées à mesure qu'on les coupe, comme dans les résections plus étendues. Le pansement et les soins consécutifs sont toujours les mêmes que ceux qui furent indiqués précédemment.

Avant d'être pratiquée poür des tumeurs, cette opération avait été faite par Champion pour une carie. Plus tard, elle fut encore exécutée pour la même cause par M. Fergusson 1842, Textor père 1843 et par M. Heyfelder 1850. Les trois premiers opérés guérirent ; le dernier mourut trois semaines après, d'infection purulente.

1842. Phillips. — Enchondrome. Guérison rapide.
1856. Cock. — T. à myéloplaxes. Vie. Guérison rapide.

Excision d'une portion du scapulum, sans solution de continuité des bords.

Cette résection, qui se fait surtout pour donner issue à des abcès siégeant sous le scapulum, et quelquefois pour des caries ou des nécroses circonscrites, fut aussi mise en pratique pour l'extirpation de tumeurs à pédicule étroit de la fosse sous-épineuse. « Dupuytren, dit M. Heyfelder, enleva ainsi une exostose de la partie inférieure du scapulum, et Lobstein (compte-rendu du musée de Strasbourg) parle d'un cas semblable. » Malgré toutes nos recherches, nous n'avons pu nous procurer aucun renseignement sur ces deux opérations. Nous ne savons qu'une chose, c'est que le cas cité par Lobstein fut suivi de guérison.

CONCLUSIONS.

Les tumeurs de l'omoplate sont moins rares que ne le ferait supposer leur dissémination dans les recueils français et étrangers.

Les plus fréquentes sont les tumeurs cancéreuses et les enchondromes.

Jamais elles n'envahissent l'articulation scapulo-humérale.

Leur point de départ est presque toujours un des points épais de l'os, comme l'épine ou le bord axillaire.

S'il est généralement assez facile de les diagnostiquer, il est toujours difficile de les différencier les unes des autres, et quelquefois même impossible.

Le traitement, qui leur convient, consiste presque exclusivement dans l'ablation de la tumeur avec la résection plus ou moins étendue du scapulum.

Ces résections ont amené la guérison définitive dans un peu plus de la moitié des cas. Dans presque tous les autres, les insuccès peuvent être attribués à des récidives, survenues longtemps après l'opération et la guérison locale.

Après ces opérations le membre reprend presque toujours tous ses mouvements, et toute sa force première.

Les résections partielles doivent être préférées quand il n'y a pas indication d'enlever l'omoplate en totalité.

CHAPITRE IV.

OBSERVATIONS.

Vu l'étendue déjà notable de notre travail nous ne ferons que citer les observations que nous avons réunies, en signalant en quelques mots ce qu'elles offrent de plus saillant et en indiquant, quand nous le pourrons, les publications où nous les avons trouvées.

Seule, l'observation qui nous fut communiquée par M. Hybord et celle que nous avons nous-même recueillie au service de M. Richet seront publiées *in extenso*.

Obs. 1. Van Walter, 1811. — Homme de 20 ans, tentative d'ablation de la plus grande partie de l'omoplate pour une tumeur spongieuse de l'os. Opération inachevée à cause d'une hémorrhagie et d'une syncope, mort 14 jours après d'épuisement.

Obs. 2. — Liston, 1819, fit l'amputation de l'omoplate à un garçon de 16 ans pour opérer, dit-il, un anévrysme de l'artère sous-scapulaire ossifié. Guérison. (D'après sa description on pourrait croire qu'il s'agit aussi bien d'un anévrysme osseux du scapulum.) Nous l'avons citée parce que tous les auteurs donnent cette observation comme un exemple de tumeur de l'omoplate. (*Edimb méd. journ.* 1820.)

Obs. 3. — Hayman, de Coblentz, 1823, fit l'amputation du scapulum à un homme de 22 ans pour enlever un cancer de cet os. Mort un an après de récidive. (Græfe, Walther journ., vol. 5.)

Obs. 4. — Lobstein, dans le compte-rendu du musée de Strasbourg, 1824, cite un cas d'exostose du scapulum qui fut enlevé à l'aide du trépan. Son siége était à l'angle inférieur.

Obs. 5. — Janson, de Lyon, 1824, fit l'amputation de l'omoplate chez une femme de 45 ans pour un ostéo-sarcome dur, datant de deux ans, du volume d'une tête d'adulte et forçant la malade à tenir le bras à angle droit. L'opération décrite plus haut eut lieu le 4 octobre 1824; le 4 décembre la malade sortait guérie. « Les mouvements du bras sur l'épaule deviennent chaque jour plus faciles; ceux de la main et de l'avant-bras ne sont nullement gênés. » (*Arch. gén. de médecine*, 1e série, t. XII, p. 314.)

Obs. 6. — Wulzer, 1825. Homme de 44 ans portant un cancer médullaire de l'omoplate droite ; ablation de la tumeur avec tout l'omoplate, sauf l'angle externe. Guérison momentanée. Mouvements du bras conservés. Récidive et mort quatre ans après. (Orsbach, Dissert. Bonn, 1852.)

Obs. 7. — Castara, de Lunéville, 1826. Tumeur de l'omoplate, tentative d'ablation de la plus grande partie de l'os. Mort. Entrée de l'air dans les veines.

Obs. 8. — Lucke, 1828. Il s'agit d'une jeune fille de 14 ans, à laquelle on fit l'amputation du scapulum pour enlever un cancer médullaire de cet os. Guérison en trois mois. Les mouvements d'élévation sont un peu difficiles. (*Arch. gén. de méd.*, t. 23, p. 442.)

Obs. 9. — Earle, 1835. Ablation d'une tumeur du scapulum, que Pajet regarde comme une production fibroplastique. Récidive au bout de deux mois. Nouvelle opération. Récidive au bout d'un an. Mort. Généralisation. (Lebert, p. 177; 1 vol.)

Obs. 10. Grosby, 1835. — Tumeur maligne de l'omoplate; ablation totale de cet os consécutive à une amputation du bras pour la même cause. Mort de récidive quelques mois après.

Obs. 11. — Syme, 1836. Ablation de l'angle externe de l'omoplate et de la tête de l'humérus, pour opérer un enchondrome partant du scapulum. Guérison.

Obs. 12. — Mussey de Randolphe, 1838, fit l'ablation de l'omoplate chez un homme de 40 ans, six ans après une amputation du bras et dix-neuf ans après une amputation du métacarpe pour une récidive de cancer. Le malade fut parfaitement guéri et fut bien portant trente ans après la dernière opération. « Le Dr Rogers, dit Watson, pense qu'il s'agit indubitablement d'un cancer. » Pendant l'opération il y eut introduction d'air dans la veine sous-clavière (*Arch. gén. de méd.*, 3e série, t. 2, p. 351.)

Obs. 13. — Lellan, 1838. Ablation de l'omoplate, du bras et d'une partie de la clavicule pour opérer un encéphaloïde partant du scapulum chez un garçon de 17 ans. Mort de récidive six mois après.

Obs. 14. — Beaumont, 1838. Ablation d'une exostose de l'angle inférieur de l'omoplate droite, développée à la face costale de l'os, chez un garçon de 13 ans. Résection simultanée de cet angle au moyen des pinces de Liston. Guérison rapide; un peu de faiblesse dans les mouvements du bras dans les premiers temps qui suivirent l'opération. (*Gaz. méd.*, 1838, p. 778.)

Obs. 15. — Trareas, 1838. Ablation d'un sarcome médullaire avec toute la portion du scapulum située au-dessous de l'épine chez un homme adulte ; hémorrhagie alarmante pendant l'opération. Récidive et mort un an après.

Obs. 16. — Boyer, 1839. Homme de 32 ans, petit, musclé, commissionnaire, reçut, dit-il, en 1835, un coup violent sur l'épaule droite, à la suite duquel il s'aperçut du développement d'une tumeur en ce point. En 1839, lorsqu'elle fut enlevée par Boyer avec les trois quarts du scapulum, elle avait environ le volume d'une tête de fœtus. Le malade mourut dix jours après d'épuisement nerveux. Telle est en quelques mots la première partie de cette observation rapportée dans Boyer, t. III, p. 547.

La seconde partie, qui est la plus intéressante, est due à M. Richet, alors interne au service de Boyer. M. Richet raconte qu'à l'autopsie, il constata l'existence d'exostoses analogues à celle qui fut enlevée, mais plus petites, sur la plupart des os des membres. Ces exostoses placées symétriquement siégeaient surtout à l'union de la diaphyse et de l'épiphyse pour les os longs et sur l'omoplate de l'autre côté à l'angle inférieur. Ces exostoses symétriques ne lui avaient pas échappé du vivant du malade, qui faisait remonter leur début à une date très-éloignée. (Voir cette seconde partie dans la thèse de M. Soulier, 1864.)

Obs. 17. — Philipps, 1842, enleva sur un homme de 35 ans un enchondrome très-volumineux, siégeant sur l'épine de l'omoplate. Toute l'épine fut enlevée, à l'exception d'une partie de l'acromion. Le malade guérit et conserva intégralement les mouvements du bras. (*Bullet. acad. de Belg.*, vol 2.)

Obs. 18. — Dupuytren enleva une exostose du volume de la moitié du poing, siégeant un peu au-dessus de l'angle inférieur de l'omoplate. Le malade guérit. D'après M. Heyfelder, Dupuytren aurait enlevé le point d'implantation de la tumeur en laissant intacts les bords de l'os.

Obs. 19. — Rigaud, 1843, pratiqua en 1841 la désarticulation du bras gauche chez un homme, âgé de 50 ans, affecté d'une tumeur cartilagineuse siégeant à la partie supérieure du membre. Huit mois après la guérison, apparut dans la région axillaire une tumeur de même nature, naissant de l'angle antérieur du scapulum. Ce chirurgien se décida à enlever l'os en entier avec une portion de la clavicule; l'opération faite le 9 mai 1843 fut suivie d'un plein succès ; le malade était guéri deux mois après ; et il fut vu bien portant sept ans après cette dernière opération. (*Gaz. méd. de Strasbourg*, 1851.)

Obs. 20. — Conant, 1843. Chez le malade, dont il s'agit, le pouce devint cancéreux, on ampute ; le mal reparaît sur le moignon, et l'ablation de la main est faite. Continuant à repulluler, on ampute successivement l'avant-bras, le bras et enfin l'omoplate et la clavicule. L'affection s'arrêta là et n'a pas reparu depuis vingt ans. (*Amer. med. Times*, 1863.)

Obs. 21. — Pétrequin, 1844. Michel C., 20 ans, tisserand, portant à la face postérieure du scapulum gauche une tumeur volumineuse, datant de sept mois. Ces téguments sont sains, la tumeur est dure, les mouvements de l'articulation sont conservés. M. Pétrequin se décide à faire l'amputation de l'omoplate d'après le procédé qui fut indiqué plus haut. La tumeur était un ostéo-sarcome. Le malade mourut quinze jours après d'infection purulente. (*Acad. de méd.*, 1859, p. 295.)

Obs. 22. — Demarquay, 1844, présenta à la Société anatomique, comme exemple d'exostoses syphilitiques, un squelette présentant plusieurs de ces tumeurs, dont la plus volumineuse siégeait à la face antérieure de l'omoplate droite et reposait sur une production analogue partant des côtes. (*Bull. de la Soc. anat.*, 1844, p. 201.)

Obs. 23. — Textor fils, 1846, réséqua toute la partie du scapulum située au-dessous de l'épine, chez un enfant de 2 ans, porteur d'un enchondrome de cet os. La guérison eut lieu en quarante jours, les mouvements du bras étaient tous possibles. (*Preuger. Dissert. Wursb.*)

Obs. 24. — Gilbert, de Philadelphie, 1846, enleva la partie externe de l'omoplate et le bras tout entier pour un ostéo-cancer du scapulum. L'opéré mourut trois mois après de récidive.

Obs. 25. — Morel-Lavallée présenta à la Société de chirurgie un malade de 55 ans, porteur d'un grand nombre d'exostoses presque toutes symétriques, dont l'une développée sur l'omoplate droite avait pris des dimensions énormes. Aucun antécédent syphilitique. L'apparition de ces exostoses a commencé à l'âge de 12 ans. (*Gaz. des Hôp.*, 1849, p. 66.)

Obs. 26. — Ried, 1849, fit la résection de l'angle supérieur et interne pour enlever une exostose chez un homme de 29 ans. L'opéré guérit et conserva tous ses mouvements.

Obs. 27. — Textor fils, 1849. Ablation de toute la portion de l'omoplate située au-dessous de l'épine pour un ostéo-cancer chez un homme de 56 ans. Guérison momentanée. Mort de récidive longtemps après. (*Prenger. Dissert. Würsb.*)

Obs. 28. — Gross. 1850. Amputation de l'omoplate, pour ostéo-cancer. Guérison locale. Mort trois mois après de pleuro-pneumonie.

Obs. 29. — Langenbeck, 1850. Amputation de l'omoplate, pour un enchondrome partant de cet os, chez un homme de 36 ans. Mort 17 heures après, attribuée au chloroforme. (D. klinik, Forck.)

Obs. 30. — Hertz, 1852. Amputation du scapulum, pour cancer, chez un jeune homme de 20 ans. Mort, 1 heure après d'hémorrhagie. (Stern, Dissert. 1852.)

Obs. 31. — Gluge, dix-huit mois après l'ablation d'un volumineux chondrome de l'omoplate, vit son malade mourir par suite d'une tumeur semblable, développée sur les côtes.

Obs. 32. — Barrier, 1853. Pierre X..., 45 ans, tisserand, entre à l'Hôtel-Dieu de Lyon, le 15 mars 1853, pour une tumeur énorme à l'épaule gauche. Cette tumeur est dure, bosselée et date de quatre ans, la peau est saine, pas de douleurs; M. Barrier diagnostique un chondrome et l'enlève en emportant en même temps tout l'omoplate, à l'exception de la cavité articulaire. Il y eut deux hémorrhagies dans les deux jours qui suivirent l'opération, et le malade mourut. (Acad. de méd., 1859, p. 295.)

Obs. 33. — Walter, de Pittsburg, 1854. Amputation de l'omoplate, pour sarcome, chez un homme de 44 ans. Guérison rapide. Résultats parfaits au point de vue des mouvements. (*Brit. méd. journ.* 1859).

Obs. 34.—Langenbeck, 1855, fit l'amputation de l'omoplate, chez un homme de 35 ans, atteint de sarcôme. Le malade guérit en conservant presque tous les mouvements. (D. klinik, 1855.)

Obs. 35. — Langenbeck, 1855. Pour enlever une tumeur cancéreuse ulcérée, chez un garçon de 12 ans, ce chirurgien dut faire l'extirpation totale du scapulum et d'une partie de la clavicule. Le procédé a été décrit. La plaie était énorme ; mais elle se combla rapidement, et le 49me jour, le petit malade pouvait se promener dans les jardins et remuait librement la main et l'avant-bras. Mais le 109e jour il mourut d'une récidive dans le poumon et l'os pariétal. (D. klinik, 1855.)

Obs. 36. — South, 1855. Sarcome de l'omoplate, amputation de l'os. Guérison. Mouvements en partie conservés. (Lancet, 1855, vol. II.)

Obs. 37. — Dieffenbach, 1855. Cancer de l'omoplate, chez un enfant de 11 ans. Excision totale de cet os. Mort de récidive dix mois après.

Obs. 38.— M. Richet, 1855. L. (François), âgé de 34 ans, entre au service de M. Richet, le 10 mai 1855. Il porte au-dessous de l'épine de l'omoplate une tumeur arrondie, du volume d'une tête d'enfant, donnant à la palpation une certaine élasticité et présentant une ulcération, que le malade attribue à une ponction exploratrice faite un an avant. Cette tumeur a mis quatre ans à se développer, et ce n'est que depuis la ponction qu'elle est le siége de quelques douleurs. Les mouvements sont conservés dans l'articulation. L'état général paraît assez bon, quoiqu'il soit un peu maigre. Rien dans les antécédents. M. Richet diagnostique un chondrome partant du bord axillaire de l'omoplate et s'étant engagé dans les fosses sous-scapulaires et sous-épineuses. A peine est-il entré à l'hôpital, qu'il se déclare autour de l'ulcération un érysipèle, qui ne tarde pas à se généraliser. Le malade maigrit, s'affecte beaucoup, l'ulcération prend d'énormes dimensions et rend urgente l'intervention chirurgicale. La tumeur est enlevée avec la plus grande partie de l'omoplate, qui fut sciée au-dessus de l'épine. (Nous avons déjà décrit le procédé employé par M. Richet en cette circonstance.)

L'examen de la pièce montre la justesse du diagnostic et pour le siége et pour la nature de la tumeur, qui fut étudiée au microscope par MM. Broca, Giraldès et Verneuil.

Le malade va bien jusqu'au 6me jour, mais alors il se manifeste des symptômes d'infection purulente, et le malade succombe le 13e jour après l'opération. A l'autopsie, M. Richet découvrit, dans les poumons une trentaine de petites tumeurs cartilagineuses. L'examen microscopique de ces productions, fait par MM. Broca, Giraldès et Robin, ne laisse aucun doute sur la généralisation de l'affection enchondromateuse. Cette remarquable observation se trouve dans les Bulletins de la Société de chirurgie, tome V, p. 428 et tome VI, p. 82.

Obs. 39. — Ed. Cock, 1856. E. C..., femme de 27 ans, entre au service de M. Cock, pour une tumeur à l'épaule gauche. C'est une tumeur dure, du volume d'une tête de fœtus à terme, régulièrement arrondie et datant de 18 mois. Cette femme n'a ressenti que peu de douleurs, mais sa tumeur s'accroît très-rapidement depuis six mois. M. Cock lui donna le nom d'ostéo-sarcome, bien qu'il crut avoir affaire à un enchondrome. Le 22 janvier 1856, ce chirurgien enleva cette tumeur avec l'épine du scapulum tout entière, qui en était le point de départ. L'examen de la tumeur fit voir que cette production était une tumeur à myéloplaxes enkystée. Sur une coupe on voit une masse blanche parsemée de petits points rouges lie de vin, que le microscope déclara être entièrement formés de myéloplaxes. La malade sortit de l'hôpital, le 1er mars, complètement guérie. (IIe vol. du Guy's hospital Reports 1856.) Cette observation nous a été traduite par notre ami le Dr Testevin.

Obs. 40. — Jones, 1856. « Jones, dit M. Heyfelder, enleva toute l'omoplate et une portion de clavicule sur une jeune fille de 16 ans, qui portait une tumeur bénigne dans cette région. Son opérée guérit, et il se forma un pseudarthrose autour de la tête humérale. La position du bras était normale ; il pouvait être écarté du tronc à 90°; et la malade le portait à la bouche, à l'oreille du côté opposé et s'en servait pour coudre. » (Heyfelder, Traité des résections.)

Obs. 41. — M. Syme 1856. Maladie kystique cérébriforme vasculaire du scapulum chez une femme de 70 ans. Extirpation de l'os en totalité. Mort par épuisement, trois mois après. (Med. Times, Marsb, 1857.)

Obs. 42. — Bennett cite un cas d'enchondrome de l'omoplate, survenu sans cause connue, chez une jeune fille de 14 ans et qui entraîna la mort en moins de six mois.

Obs. 43. — M. Didot, de Liége, 1859. Ablation d'une tumeur fibro-plastique de l'omoplate. (Observation présentée à la Société de chirurgie, le 15 juin 1859.)

Obs. 44. — Virchow, dans sa Pathologie des tumeurs, parle d'un enchondrome pédiculé de l'omoplate.

Obs. 45. — Schuh, 1860. Ablation totale du scapulum chez un enfant de 8 ans, porteur d'un cancer de cet os. Guérison rapide. Mouvements du bras conservés en partie.

Obs. 46. — Hammer de Saint-Louis, 1860. Cancer de l'omoplate, chez une fille de 18 ans. Extirpation totale de cet os et d'une partie de la clavicule. Guérison momentanée. Mort dix mois après. Récidive.

Obs. 47. — M. Dolbeau, 1861. X..., âgé de 56 ans, entre au service de M. Dolbeau, le 17 septembre 1861, pour se faire opérer d'une tumeur, qu'il porte à l'épaule gauche. Cette tumeur, dont le malade s'est aperçu il y a vingt mois, a au moins le volume d'une tête d'adulte. Elle est bosselée, dure et élastique en certains points, presque fluctuante en d'autres. Développée par la partie antérieure et externe de l'épaule, elle permet encore quelques mouvements du bras. L'épine de l'omoplate est saine, ainsi que l'acromion et la clavicule, qu'on peut suivre sous la peau. Le membre est légèrement œdématié, il y a des fourmillements dans les doigts. La peau est saine, l'état général bon; rien dans les antécédents ou du côté de l'hérédité. MM. Dolbeau et Verneuil diagnostiquent un chondrome de l'apophyse coracoïde.

« L'opération fut décidée et pratiquée le 21 septembre 1861 de la manière suivante : le malade étant chloroformé, M. Dolbeau, assisté par M. Verneuil, fit une incision suivant le diamètre vertical de la tumeur, plusieurs veines furent coupées, mais elles donnèrent peu de sang. La tumeur fut disséquée ensuite en dedans du côté de l'aiselle; le grand pectoral fut coupé à l'angle supérieur de la plaie; une bosselure molle fut alors ouverte et donna lieu à un écoulement de matière gélatineuse, caractéristique de l'enchondrome. En pénétrant dans le creux axillaire le chirurgien reconnaît le paquet des vaisseaux sous la clavicule; M. Verneuil y jette aussitôt une ligature en masse, ce qui permet à M. Dolbeau de suivre la dissection. On arrive ainsi de ce côté jusqu'à l'omoplate sans avoir d'autre hémorrhagie que celle qui est produite par la section d'une petite artère. M. Dolbeau dissèque ensuite la portion externe de la tumeur, située au devant de l'humérus, qui est parfaitement sain, mais qu'on ne peut conserver. L'épaule est désarticulée; l'articulation scapulo-humérale est parfaitement saine; mais le col de l'omoplate, au delà du cartilage articulaire, est presque entièrement envahi par de l'enchondrome, jaunâtre par places, gélatineux et transparent ailleurs. Quant à l'apophyse coracoïde, elle a disparu presque entièrement aussi. Le bras étant détaché, les portions osseuses malades sont enlevées au moyen de la pince de Liston. On enlève également les parties molles de l'aisselle, qui sont envahies, et on régularise avec le couteau à amputation les bords de la plaie. Le reste de l'omoplate, qui n'est pas malade, est conservé. On remplit la cavité de charpie, et la peau est réunie dans les trois quarts supérieurs de la plaie avec la suture entortillée. » L'examen microscopique révéla la justesse de ce diagnostic.

Le malade meurt six jours après l'opération. L'autopsie n'a pu être faite. (*Gaz. des hôpitaux*, 1861, p. 522.)

Obs. 48. — Paget 1862. Tumeur cancéreuse du scapulum. Résection de la portion sous-épineuse de l'os. Guérison.

Obs. 49. — Nélaton, 1862. Marie Sudrin, âgée de 25 ans, d'une bonne constitution, entre à l'hôpital des Cliniques pour une tumeur volumineuse de l'épaule droite. Cette tumeur dure, élastique, suit le scapulum dans ses mouvements. Cette malade fut déjà opérée trois fois pour des productions analogues de l'omoplate. Chaque fois, l'os fut ruginé après l'ablation de la tumeur. M. Nélaton en fait de nouveau l'ablation le 12 décembre en réséquant en même temps les trois quarts inférieurs du scapulum. Guérison rapide. La tumeur était une production fibro-plastique de l'omoplate. (Mém de la Soc. anat., 1863, p. 141.)

Obs. 50. — M. Labbé, 1863. Bretonchet, 61 ans, bonne constitution, entre à la Pitié pour une tumeur de l'épaule droite. Le début de cette production remonte à six mois. Pas de douleurs, un peu de gêne. La tumeur arrondie, ovoïde, située vers le bord axillaire, semble s'aplatir en arrière vers le creux sous-épineux et en avant sur la fosse sous-scapulaire. En tous ses points elle est régulièrement lisse et d'une dureté cartilagineuse avec une certaine élasticité. Le professeur Velpeau diagnostique un chondrome de l'omoplate. M. Labbé, qui prend alors le service, fait l'ablation de cette tumeur le 13 septembre 1863. L'opération a déjà été décrite. La production enlevée, on reconnut qu'il s'agissait bien d'un enchondrome, ayant pris naissance sur le périoste du bord axillaire de l'omoplate. Le malade mourut quatre jours après des suites d'un erysipèle malin bronzé. (Bullet. de la Soc. de chirurgie, tome VI, 2e série, p. 421.)

Obs. 51. — Weinker, 1863. Amputation du scapulum chez un jeune homme de 17 ans, atteint d'encéphaloïde partant de cet os. Mort d'épuisement vingt-quatre heures après.

Obs. 52. — Syme, 1863, Ablation de l'omoplate du bras et de la moitié externe de la clavicule chez un homme de 40 ans, porteur d'un cancer, ayant débuté par le scapulum. Guérison.

Obs. 53. — Pajet, 1864, fit l'autopsie d'un sujet, chez lequel existait une tumeur fibro-plastique de l'omoplate, ayant récidivé après deux opérations et ayant produit des tumeurs identiques dans la plèvre.

Obs. 54. — Michaux, 1864, enleva à un garçon de 15 ans la totalité de l'omoplate envahie par un encéphaloïde. Mort dix mois après de récidive.

Obs. 55. — Buck, 1864. Ablation de l'omoplate et d'une partie de la clavicule consécutivement à une désarticulation du bras pour une récidive de cancer. Pas d'autres renseignements ultérieurs.

Obs. 56. — M. Feltz trouva, à la nécropsie d'un malade mort d'embolie, une tumeur cartilagineuse de l'omoplate gauche du volume du poing. (Feltz, Traité des embolies capillaires, p. 18).

Obs. 57. — Pollock, 1865. Amputation de l'omoplate envahie par un cancer chez une jeune fille de 16 ans. Guérison.

Obs. 58. — M. Fergusson, 1865, enleva une tumeur fibroplastique de l'omoplate avec toute la portion de cet os, située au-dessous de l'épine. Guérison momentanée. Deux ans après, ce chirurgien dut faire l'ablation du bras, de la clavicule et de la portion restante du scapulum pour une récidive. Le malade mourut deux jours après. A l'autopsie, on trouva une dégénérescence graisseuse du cœur, des reins et du foie.

Obs. 59. — Dans la thèse de M. Soulier, 1864, on trouve l'histoire d'un petit malade de 13 ans, porteur d'exostoses symétriques aux clavicules, aux humérus aux fémurs et aux deux omoplates. Sur ces dernières, on pouvait sentir à travers la peau dix ou douze petites exostoses rendant rugueux le bord spinal de ces os. (Obs. XIII, thèse de Paris, 1854.)

Obs. 60. — M. Rogers, de New-York, 1867. Une petite fille de 6 ans est amenée au Dr Rogers pour une petite tumeur dure de la fosse sous-épineuse de l'omoplate. Son état général est bon; ses parents se portent bien. Peu de temps après, la peau rougit et la tumeur est un peu fluctuante. Ce chirurgien croit à un abcès et y enfonce un bistouri. Rien ne s'en échappe, mais il persiste un trajet fistuleux. Un peu plus tard il enlève la tumeur sans toucher au scapulum, mais elle ne tarde pas à se reproduire et à prendre d'énormes dimensions. Nouvelle ablation avec résection totale de l'omoplate. La tumeur examinée au microscope est un cancer encéphaloïde. Quarante-cinq jours après, la guérison était complète, la petite fille avait grandi et pouvait élever son bras autant qu'elle le voulait. Cependant, six mois après l'opération, la malade succomba à un cancer du médiastin. (M. Levrey, thèse de Strasbourg, 1869.)

Obs. 61. — M. Michel de Strasbourg, 1868. X..., de 50 ans, se présente en 1867 à la consultation de M. Michel. Il raconte qu'il reçut deux fortes contusions sur l'épaule droite en 1863 et 1866 et que depuis il n'a cessé de souffrir toutes les fois qu'il voulait se servir de son membre. Le bras semble immobilisé et présente de légères saillies au niveau de l'apophyse coracoïde et de l'acromion. M. Michel ayant senti quelques petits craquements dans l'articulation, diagnostique une tumeur blanche et prescrit des vésicatoires. Au mois de mars 1868, le malade revient; on constate alors à la région sus-épineuse une tumeur fluctuante, que ce professeur lui conseille de faire ouvrir par son médecin. La ponction est faite, il s'en écoule un liquide filant. A la suite, il reste un trajet fistuleux intarissable. Enfin, M. Michel revoit le malade au mois de septembre 1868, et ayant enfoncé un stylet dans le trajet fistuleux, diagnostiqua un kyste myéloïde du scapulum, à la sensation d'anfractuosités qu'il retrouvait dans tous les sens. L'état général est assez bon. Le 20 septembre 1868, l'extirpation totale de l'omoplate est exécutée par ce professeur. Le malade guérit très-bien en conservant presque tous les mouvements du bras, puisqu'il peut depuis se livrer aux travaux les plus pénibles de la campagne. « Quand il élève son bras, il lui fait décrire un mouvement de propulsion d'arrière en avant. » L'omoplate enlevée présente une série de kystes variant de la grosseur d'un marron à celle d'un œuf de pigeon. La pression du doigt suffit à enfoncer ces poches dans lesquelles on trouve un magma ressemblant à de la gelée de groseille. L'examen histologique démontre que cette matière rosée était composée presque exclusivemen de myéloplaxes. (M. Levrey, thèse de Strasbourg, 1869.

62e *observation, inédite, que nous devons à l'obligeance de M. le Dr Hybord.*

Mademoiselle X..., âgée de 29 ans, entre le 20 mai 1868 à l'hôpital de la Pitié, dans le service de M. Richet, pour une tumeur volumineuse de l'épaule droite. Pas d'antécédents héréditaires. La malade fait remonter à quinze mois le début de son affection. Elle raconte qu'elle trouva alors dans l'aisselle droite une tumeur grosse comme une amande, s'accompagnant de douleurs assez vives et qui s'est accrue depuis d'une manière régulièrement progressive jusqu'au mois de mars dernier. A cette époque, les douleurs, qui paraissaient le jour et la nuit, deviennent lancinantes, et la tumeur prend dès lors un développement tellement rapide, qu'en l'espace de deux mois elle a doublé de volume.

Examen de la malade : on trouve à l'épaule droite une tumeur du volume d'une tête de fœtus à terme, elliptique et divisée par le grand dorsal en deux lobes, l'un antérieur l'autre postérieur. L'antérieur, qui est libre et remue sous la peau, est lui-même divisé en deux masses dont la supérieure va jusqu'à l'aisselle. Son siége est la paroi postérieure du creux de l'aisselle. Sa mobilité est assez grande pour lui permettre de se mouvoir en masse sur la paroi pectorale avec l'omoplate qu'elle entraîne dans tous ses mouvements. Si on cherche le bord spinal de cet os, on le trouve écarté de la ligne médiane, et, quand on fait porter les deux coudes en arrière, on ne peut les rapprocher de la colonne vertébrale autant que de l'autre côté. Par la palpation, on sent que la tumeur embrasse le bord axillaire du scapulum par son lobe dorsal, qui s'est développé en avant et en arrière, en s'enfonçant dans les fosses sous-scapulaire et sous-épineuse. On peut sentir le muscle sous-épineux se contracter au-dessus de la production pathologique. La peau est saine et n'a pas changé de coloration, si ce n'est dans les points qui correspondent au lobe antérieur. Là elle est un peu rouge et présente de nombreuses veines disposées en arborisation, qu'on ne retrouve pas sur le lobe postérieur.

Cette tumeur a une consistance mollasse, comme fluctuante en certains points, particulièrement dans sa partie antérieure, mais elle ne donne pas de choc périphérique. Sa masse postérieure paraît plus dure, ce qui tient à la présence du grand dorsal qui le sépare de la main. La coloration rouge du lobe antérieur qui est augmentée très-rapidement par la palpation, fait prévoir que la tumeur est très-vasculaire. Du reste, pas de souffle, pas de pulsations, ni de mouvements d'expansion.

La malade n'a pas de douleurs continues, mais elle ressent par moments des élancements très-vifs qui parcourent la région scapulaire. En outre, elle a beaucoup maigri et son appétit est en partie perdu.

Se basant sur ces signes et surtout sur les douleurs lancinantes et l'état général, M. Richet diagnostiqua un encéphaloïde, ayant pris son point de départ au bord axillaire de l'omoplate et s'étant engagé secondairement dans les fosses sous-scapulaire et sous-épineuse. Ce diagnostic fut vérifié en tout par l'opération, qui fut décidée pour le 26 mai 1868.

Tout étant disposé pour permettre l'ablation totale de la tumeur, et la malade ayant été endormie, M. Richet commença par une incision cruciale assez profonde pour arriver du premier coup jusque sur la production à enlever. Puis les lambeaux ayant été disséqués, un coup de bistouri porté dans la tumeur en fit sortir une masse molle qui n'était autre que de la matière encéphaloïde. Alors, ce professeur, remplaçant le bistouri par le doigt, comme on le fait dans les cas d'encéphaloïde du maxillaire inférieur, continua ainsi à séparer la tumeur. Le grand dorsal fut disséqué et rejeté en bas; en haut, le lobe axillaire atteignait le paquet vasculo-nerveux et les plus grandes précautions furent nécessaires pour éviter de le toucher. L'opération était rendue plus difficile encore, par le prolongement qui existait en avant du scapulum dans la fosse sous-scapulaire. Comme l'avait établi M. Richet, la tumeur partait bien du bord axillaire et avait envoyé deux prolongements, l'un en avant et l'autre en arrière de l'omoplate. Cet os était complètement sain et le périoste qui couvre ces parties avait été le point de départ de l'affection. Toutes les parties malades furent enlevées en totalité. L'omoplate reconnue intacte fut laissée tout entière. Pendant l'opération, l'artère scapulaire inférieure, augmentée de volume, donna un jet de sang assez fort. La ligature en fut faite aussitôt.

La tumeur enlevée est du volume d'une tête de fœtus à terme. Examinée au microscope, elle présente tous les caractères d'une tumeur cancéreuse encéphaloïde.

Le 17 juillet, la malade quitta l'hôpital complètement guérie.

OBSERVATION INÉDITE

Que nous avons prise au service de M. le professeur Richet.

Delphine Leduc, âgée de 33 ans, entre à l'Hôtel-Dieu le 29 novembre 1872, salle Saint-Charles, n° 9, pour se faire opérer d'une tumeur volumineuse de l'épaule gauche.

Avant l'apparition de cette tumeur, cette femme a toujours joui d'une excellente santé et s'est toujours livrée aux travaux de la campagne, malgré l'infirmité qu'elle présente au membre supérieur droit. De ce côté, son avant-bras, brusquement arrêté à son quart supérieur, porte quatre petits doigts bien faits de la grosseur de ceux d'un enfant qui vient de naître. Cette anomalie, appelée phocomélie à cause de la ressemblance des membres, ainsi arrêtés dans leur développement, avec ceux du phoque, est ici très-importante à noter. Elle explique comment cette femme, ne pouvant toucher son épaule gauche, n'a pu reconnaître l'existence de son affection dès son début. Aussi, bien que la malade en fasse remonter l'apparition à deux ans, M. Richet croit pouvoir affirmer qu'elle est d'origine plus ancienne. Mariée depuis cinq ans, elle eut deux enfants qui se portent bien et dont elle a nourri le dernier jusqu'à ce jour.

Sa constitution paraît assez bonne. Toutefois, cette femme est un peu maigre et chétive; ses os sont saillants sous la peau, et ses seins sont mous et pendants, quoiqu'elle allaite depuis vingt et un mois. Son visage présente, en outre, une teinte un peu terreuse. Cependant cet amaigrissement et cette coloration des téguments n'ont pas ici une grande valeur pour le pronostic; car ils peuvent tenir aussi bien à la mauvaise alimentation et à l'allaitement prolongé qu'à une autre cause diathésique. Ses parents se sont toujours bien portés. Son père et sa mère, quoique très-âgés, sont encore très-valides; ses frères sont fortset n'ont jamais rien présenté de semblable à l'affection, qui l'amène aujourd'hui à l'hôpital.

Voici ce qu'elle raconte au sujet de sa maladie : il y a deux ans, elle s'aperçut de l'existence d'une tumeur à l'épaule gauche, à l'occasion d'une petite douleur et d'une gêne qu'elle éprouvait dans les mouvements du bras correspondant. Elle avait alors, dit-elle, le volume d'une noix et était très-ferme. Plusieurs applications de vésicatoires lui furent faites successivement sur l'épaule gauche, sans amener de modifications dans son état. A partir de ce moment, elle dut s'accroître avec une excessive lenteur; car la malade prétend qu'elle fut stationnaire jusqu'au mois de septembre 1872. La gêne et les douleurs étaient très-peu de chose et ne l'empêchaient pas de se livrer à ses occupations habituelles. Mais au mois de septembre, sans cause appréciable, elle vit sa tumeur faire de rapides progrès, de sorte qu'à présent elle a le volume d'une tête d'enfant. En même temps les mouvements se limitaient chaque jour davantage et s'accompagnaient de douleurs de plus en plus vives, toutes les fois que cette malheureuse voulait se servir de ce membre si indispensable pour elle.

C'est alors que, sur les conseils du médecin de son pays, elle se décide à entrer au service de M. le professeur Richet.

A l'examen, on trouve, dans la région scapulaire gauche, une tumeur lisse à peu près régulièrement arrondie, quoique son diamètre vertical l'emporte un peu sur son diamètre transversal. Son volume est à peu près celui d'une tête d'enfant qui vient de naître; elle mesure dans ses plus grandes dimensions 14 centimètres environ. Elle paraît limitée en haut par l'épine de l'omoplate et, par conséquent, remonte plus haut en dehors qu'en dedans; en bas, elle dépasse l'angle inférieur du même os; en dedans, elle s'arrête à l'union de son tiers interne et de ses deux tiers externes, tandis qu'en dehors elle déborde de beaucoup son bord axillaire et forme à ce niveau une forte saillie épaisse et arrondie s'avançant dans le creux de l'aisselle.

La peau qui la recouvre est saine et n'offre pas de changement de couleur, si ce n'est la trace des vésicatoires, et en un point très-limité en haut un peu de rougeur. Ce point n'a pris cette coloration un peu rosée que depuis l'entrée de la malade dans les salles, et peut être expliquée par les palpations nombreuses, auxquelles elle a été soumise depuis quelques jours. Cette manière de voir semble confirmée par l'exagération de la sensibilité de la tumeur, qui est devenue le siége de quelques douleurs vives spontanées, telles que cette femme n'en avait jamais ressenties auparavant. On voit se dessiner sous la peau un réseau veineux, analogue à celui qu'on a donné à tort comme pathognomonique des tumeurs cancéreuses. Ces veines se sont creusées à la surface de la tumeur des sortes de sinus très-faciles à sentir sous le doigt.

Par la palpation, on reconnaît que la tumeur occupe le bord axillaire par sa masse principale et que de là elle s'étend en avant et en arrière du scapulum dans les fosses sous-scapulaire et sous-épineuse. Au-dessus d'elle, on peut voir et sentir le muscle sous-épineux se contracter, ce qui permet d'en préciser encore davantage le siége entre la table osseuse et la face profonde de ce muscle. Il est probable qu'une disposition analogue existe dans la fosse sous-scapulaire. Du côté de l'aisselle, on sent aussi un prolongement, mais qui ne s'étend pas assez loin pour comprimer le paquet vasculo-nerveux. La malade n'a jamais eu d'œdème ou de fourmillements dans le membre supérieur gauche.

Dans tous ces points, la tumeur jouit d'une élasticité remarquable; elle repousse le doigt dès qu'on cherche à la déprimer, et fournit une sorte de fluctuation, ou, comme le dit M. Richet, une transmission de vibrations, donnant bien l'idée d'un tissu homogène mou, bridé par une membrane fibreuse résistante.

La tumeur se meut en masse avec l'épaule sur la paroi thoracique, dont elle est tout à fait indépendante. Mais elle est intimement unie par sa base au scapulum, qu'elle entraîne dans tous ses mouvements, bien que, par sa partie libre, elle jouisse d'une certaine mobilité. Non-seulement les mouvements du membre supérieur gauche sont douloureux, mais encore quelques-uns d'entre eux sont presque impossibles; par exemple le mouvement de rotation en dedans.

L'examen des organes internes, fait avec le plus grand soin, ne donne aucun signe suspect.

D'après ces symptômes, M. Richet diagnostiqua une tumeur partant du bord axillaire de l'omoplate, développée entre l'os et le périoste, et s'étant insinuée dans les fosses sous-scapulaire et sous-épineuse. On verra comment l'opération justifia en tous points ce diagnostic.

« Quant à sa nature, dit ce professeur, il est presque impossible de l'affirmer d'une façon absolue. Ce n'est pas une exostose, quoique ces sortes de productions ne soient pas très-rares à l'omoplate. Ce n'est pas non plus un encéphaloïde. Un fibrome marche ordinairement plus vite et a une consistance plus ferme. Ce ne peut donc être qu'un enchondorme ou une tumeur à myéloplaxes. Ici, n'ayant aucun caractère positif pour les distinguer, je penche plutôt vers l'idée d'un chondrome; parce que cette sorte de tumeur s'est plus souvent rencontrée au scapulum et à l'os iliaque qui lui correspond au membre inférieur. »

L'opération décidée fut pratiquée le 9 décembre 1872.

La malade étant chloroformée, M. Richet fit coucher la malade sur le côté droit et commença l'opération par une incision partant du creux de l'aisselle et s'arrêtant à l'angle inférieur de l'omoplate. Dès ce premier coup de bistouri, qui avait entamé la tumeur, ce chirurgien annonça qu'il n'avait pas affaire à un enchondrome, et que par suite, la dissection serait plus laborieuse; car au lieu d'opérer une production qui n'affecte pas ordinairement les tissus voisins, il pouvait avoir à enlever une tumeur ayant envahi les organes périphériques, non à la façon du cancer, mais à celle des productions fibroplastiques. Puis de l'extrémité inférieure de cette première incision, il en conduisit deux autres légèrement concaves en haut, l'une en avant, l'autre en arrière. Les deux lambeaux triangulaires, l'un postérieur et l'autre externe, ayant été relevés, on reconnut l'envahissement de quelques-uns des muscles par la matière morbide. Dès lors, il devenait nécessaire, au lieu d'énucléer la tumeur, d'en faire une dissection patiente, en emportant avec elle toutes les parties malades. Parmi celles-ci était le muscle grand rond, qui maintenait la tumeur fixée dans le creux de l'aisselle et ressemblait à un prolongement, qui donna les difficultés les plus sérieuses de l'opération. Sectionné, le grand rond laissa s'abaisser la tumeur, dont on put mieux apprécier les rapports. Comme l'avait annoncé le professeur, la masse morbide cachait complètement le bord axillaire et s'étendait en avant et en arrière du scapulum, entre l'os et les muscles. La tumeur fut alors enlevée avec son point d'implantation sur l'omoplate, qu'on sectionna à l'aide des pinces de Liston. Restait alors, pour prévenir toute récidive, à enlever toutes les parties suspectes. C'est ce que fit M. Richet en allant sectionner le muscle grand rond, jusqu'à son insertion à la coulisse bicipitale, et en emportant, à l'aide des cisailles, une vaste portion de la table de l'omoplate, de façon à sectionner cet os dans des parties entièrement saines. Ainsi furent enlevés l'angle inférieur, le bord externe, moins le point d'insertion de la longue portion du triceps et une partie du corps de l'os correspondant à la fosse sous-épineuse, dans une largeur d'environ deux travers de doigt. Le périoste, qui était malade dans une plus grande étendue, fut enlevé avec la rugine.

La ligature des artères, plus grosses qu'à l'état normal, fut faite à mesure qu'elles furent coupées. La malade ne perdit qu'une quantité de sang tout à fait insignifiante.

S'étant assuré que toutes les parties malades avaient été exactement enlevées, et qu'en tous les points la dissection avait dépassé les limites du mal, M. Richet procéda au pansement de la manière suivante. Après avoir comblé la plaie avec quelques boulettes de charpie, il rapprocha les lambeaux par plusieurs points de suture, non pour obtenir une réunion immédiate, mais pour diminuer l'étendue de la plaie et pour favoriser plus tard la réparation. Il existait toutefois une ouverture notable pour permettre un écoulement facile du pus à la partie la plus déclive, c'est-à-dire au point de réunion des trois incisions. Le tout fut maintenu par un pansement légèrement compressif à la ouate, afin d'empêcher les fusées purulentes. Le membre fut placé dans une écharpe ordinaire.

Examen de la tumeur. — A l'œil nu, on voit un néoplasme régulièrement enveloppé de toute part par une membrane fibreuse très-résistante, présentant elle-même à sa surface les muscles divisés pendant la dissection. Cette membrane fibreuse, dont l'existence avait été établie avant l'opération, est constituée par le périoste très-épaissi. C'est entre l'os et sa face profonde que s'est développée la tumeur, et c'est par le point où il donne insertion au grand rond que s'est fait l'envahissement de ce dernier, qui de proche en proche fut infecté jusqu'à la coulisse bicipitale. Le bord axillaire est complètement masqué par la masse morbide, qui cache également, entre ses deux prolongements, la portion de la table osseuse enlevée en même temps. Le prolongement postérieur est de beaucoup le plus considérable. La tumeur a à peu près le volume d'une tête de fœtus à terme et mesure 14 centimètres environ dans son plus grand diamètre.

Sur une coupe passant par son milieu, la tumeur présente une surface unie, luisante, d'un beau gris, fasciculée, avec des noyaux jaunes et rappelant l'aspect des testicules dits phymatoïdes. Si on la palpe, elle donne la même sensation d'élasticité que le chondrome. Par le raclage avec le scalpel, on n'obtient pas de liquide analogue au suc cancéreux.

A l'examen histologique, la masse fondamentale de la tumeur paraît constituée par de petites cellules embryoplastiques, soutenues par un stroma fibreux, se rapprochant, par ses propriétés anatomiques, des fibres de la couche profonde du périoste. Comme elles, les fibrilles qui le forment sont droites, très-réfringentes et résistent à l'action de la glycérine. Au milieu de ces petites cellules, on voit un assez grand nombre de plaques plus grandes, à noyaux multiples et à prolongements, que M. Robin a décrits sons le nom de cellules à myéloplaxes.

On constata également au microscope, que le muscle grand rond avait été envahi par la matière morbide.

M. Richet qualifia cette tumeur du nom de tumeur à myéloplaxes et à petites cellules embryoplastiques.

La malade fut reportée dans son lit, où elle resta assez longtemps sans se réchauffer. On lui donna du café et du bouillon. Le soir, sa température était 39,1.

Le 10 décembre. La malade est fatiguée, n'a pu dormir, sa température est à 40,1. Elle présente une éruption sudorale autour des ailes du nez. L'état local est bon. Le soir, T. 39,1.

Le 11, se plaint toujours de n'avoir pu dormir. M. Richet lui donne une potion opiacée, puis enlève deux points de suture afin de retirer les boulettes de charpie. La plaie est nettoyée; on applique un cataplasme. Le matin, T. 38,5; le soir, 39,1. On la change de lit.

Le 12. Dit avoir eu un frisson; les bords de la plaie sont rouges et font craindre le début d'un érysipèle. Le pouls est à 120 et la température à 38,7. Tous les points de suture sont enlevés, et la plaie largement à nu est recouverte par un grand cataplasme. Le soir, T. 39,2.

Le 13. Pas de frissons; la rougeur des bords de la plaie persiste. Le matin, T. 38,7; le soir, 39°.

Le 14. Pas de frissons; la rougeur locale a disparu, la malade se trouve bien a bien reposé, mais elle n'a pas d'appétit et n'est pas allée à la garde-robe depuis quatre jours. Un verre d'eau de Sedlitz, trois gouttes amères de Beaumé avant chaque repas, cataplasme. Matin, T. 38,2; soir T. 38,2.

Le 15. Va bien malgré une T. de 39,7 le matin, et de 38,3 le soir.

Le 16. L'appétit revient, T. 38,3 le matin, 38,4 le soir.

Le 17. Va bien, T. 38,3 le matin, 38,1 le soir. On supprime les cataplasmes; pansement simple.

Le 18. Même état. T. 37,9 matin, 37,5 le soir.

Le 19. Même état. T. 37,2 matin, 37,4 le soir.

A partir de ce jour, la malade continua à aller de mieux en mieux, jusqu'au 23 février, jour où elle sort guérie de l'hôpital, c'est-à-dire un peu plus de deux mois après l'opération. La malade peut se servir de son bras gauche, qu'elle porte facilement dans toutes les directions.

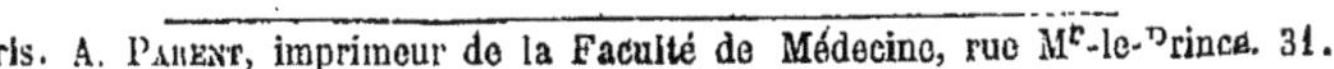

Paris. A. Parent, imprimeur de la Faculté de Médecine, rue Mr-le-Prince. 31.

www.ingramcontent.com/pod-product-compliance
Ingram Content Group UK Ltd.
Pitfield, Milton Keynes, MK11 3LW, UK
UKHW021016200726
13857UKWH00004B/1472